结直肠癌MDT典型病例荟萃

MDT Typical Cases of Colorectal Cancer

主　编　董　坚　李云峰

副主编　蔡昕怡　张　旋

　　　　谢　琳　李　强

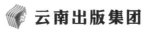

云南出版集团

YNK 云南科技出版社

·昆明·

图书在版编目（ＣＩＰ）数据

结直肠癌 MDT 典型病例荟萃 / 董坚 , 李云峰主编 .-
昆明 : 云南科技出版社 , 2021.11
ISBN 978-7-5587-3901-9

Ⅰ . ①结… Ⅱ . ①董… ②李… Ⅲ . ①结肠癌—诊疗
—病案—汇编②直肠癌—诊疗—病案—汇编 Ⅳ . ① R735.3

中国版本图书馆 CIP 数据核字 (2021) 第 234262 号

结直肠癌 MDT 典型病例荟萃

JIE-ZHICHANG'AI MDT DIANXING BINGLI HUICUI

董坚 李云峰 主编

出 版 人：温 翔
策 划：高 亢
责任编辑：赵 敏
封面设计：余仲勋
责任校对：张舒园
责任印制：蒋丽芬

书 号：ISBN 978-7-5587-3901-9
印 刷：云南灵彩印务包装有限公司印制
开 本：889mm×1194mm 1/16
印 张：12.75
字 数：350 千字
版 次：2021 年 11 月第 1 版
印 次：2021 年 11 月第 1 次印刷
定 价：128.00 元

出版发行：云南出版集团 云南科技出版社
地 址：昆明市环城西路 609 号
电 话：0871-64192481

编 委 会

主　　编：董　坚　李云峰

副 主 编：蔡昕怡　张　旋　谢　琳　李　强

参 编 者：董　坚（肿瘤内科 / 细胞和靶向治疗方向）

　　　　　李云峰　李　强　孙晓敏　高　屹　张洪涛

　　　　　蔡昕怡　张　旋　武　涛（结直肠外科）

　　　　　杨　军（昆明医科大学第一附属医院　肿瘤外科）

　　　　　杨继岚　龙庭凤　申　燕　吴　夕（消化肿瘤内科）

　　　　　董　超（肿瘤内科）

　　　　　艾毅钦　鞠云鹤　李彦青（放射治疗科）

　　　　　李　勇（肝胆胰外科 / 肠癌肝转移方向）

　　　　　段林灿　雷　青（胸外科 / 肠癌肺转移方向）

　　　　　谭　静　张　娅（影像科）

　　　　　张丽娟　汪钰钦（病理科）

　　　　　丁　荣（微创介入科）

　　　　　李进莎　邓有晓　李　婷　张龄方　李国钰

　　　　　杨仁芳　杨旭东（研究生）

主编简介

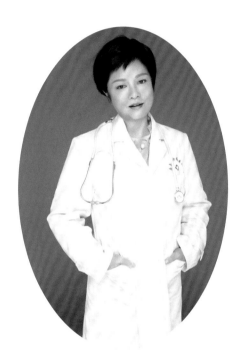

董坚　教授

董坚　云岭名医，二级教授，博士生导师，国务院津贴享受者，全国优秀科技工作者。云南省中青年学术技术带头人，云南省有突出贡献中青年专家，全国优秀科技工作者，云南省"十一五"科技计划执行先进个人和云南省高层次卫生技术领军人才。现任昆明医科大学第三附属医院暨云南省肿瘤医院副院长。

中华医学会肿瘤学分会全国委员，中国细胞生物学会全国委员，中国抗癌协会大肠癌专业委员会遗传专业学组副组长，中国医师协会大肠癌专业委员会遗传专业学组副组长，云南省抗癌协会肿瘤靶向治疗专业委员会主任委员，云南省医学会肿瘤学分会主任委员，云南省干细胞与再生医学协会理事长，云南省肿瘤诊疗质量控制中心专家委员会副主任委员，云南省抗癌协会肿瘤临床化疗专业委员会副主任委员，云南省医师协会肿瘤转化医学医师分会副主任委员，云南省抗癌协会肿瘤病因学专业委员会副主任委员，云南省临床医学省级优势学科群肿瘤学方向带头人，云南省细胞治疗技术转化医学重点实验室负责人，云南省高校干细胞基础研究和技术转化重点实验室负责人，云南省高校肿瘤诊疗新技术研发创新团队带头人，昆明市院士专家工作站（干细胞研究方向）负责人。

Cancer Gen Ther，*Eur J Med Res*，*Chin Bull*，*J Bio-Med Sci* 等杂志特约审稿人，《中国肿瘤生物治疗杂志》《昆明医科大学学报》和《西部医学》编委。从事肿瘤靶向和化学药物治疗，注重肿瘤生物治疗及干细胞技术临床转化研究。迄今已发表学术论文 120 余篇，其中 SCI 收录 15 篇，影响因子 IF 累计达 51.954 分。主持国家"863"一级子课题 1 项、国家自然科学基金 5 项、省级科技条件平台项目 1 项、省应用基础重点项目 2 项。获科研成果奖 7 项，其中云南省自然科学一等奖 2 项。获发明专利 4 项，出版专著 4 部。

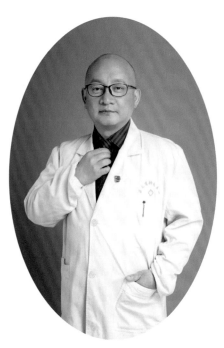

李云峰　教授

李云峰　主任医师、教授；云岭名医；博士研究生导师；云南省肿瘤医院 / 昆明医科大学第三附属医院 结直肠外科 / 大肠癌临床研究中心 科室主任、中心党支部书记；云南省"医德标兵"；云南省结直肠肿瘤首席专家；云南省结直肠肿瘤创新团队负责人。

擅长：主要从事结直肠癌、结直肠腺瘤、结直肠息肉、遗传性肠癌（FAP、林奇综合征等）及胃肠间质瘤等的规范化诊治；尤其擅长大肠癌的腹腔镜微创手术、放疗、化疗、靶向、免疫治疗及腹腔（热）灌注化疗等；提倡结直肠肿瘤的"早诊早治"，并在云南省甚至西南地区率先推广MDT指导下的局部晚期肠癌、直肠癌盆腔复发、肠癌肝转移 / 肺转移、肠癌腹腔种植转移等的个体化、综合治疗理念，使大多数晚期肠癌患者生活质量改善、生存时间延长。

中国医师协会结直肠肿瘤专委会常委、中国抗癌协会大肠癌专业委员会委员、中国医师协会外科医师分会MDT专委会委员、中国医师协会结直肠肿瘤专委会腹膜肿瘤专委会副主委、中华结直肠癌MDT联盟首届执行主席、中国医师协会腹腔镜外科医师培训基地主任、云南省抗癌协会大肠癌专业委员会主任委员、云南省医师协会结直肠肿瘤专委会主任委员、云南省医学会肿瘤学专委会结直肠学组组长、云南省医学会外科学胃肠肿瘤MDT学组组长、云南省结直肠癌创新团队负责人。

参编云南省第一部肿瘤学专著——《现代肿瘤临床实用治疗学》及昆明医科大学肿瘤专业教材《临床护理技术》一部，主持编写了《肿瘤外科学》，作为副主编参编了《肿瘤靶向治疗药物与临床应用》。获云南省科技进步一等奖（《云南省结直肠肿瘤防治、康复新技术体系的建设及推广应用》）1项，三等奖2项，卫生技术进步三等奖2项。主持国家及省级科学基金项目5项，发表学术论文50余篇，其中SCI收录10余篇（影响因子5分以上2篇）。培养肿瘤学博士、硕士研究生20余名。

云南省肿瘤医院结直肠癌 MDT 团队成员

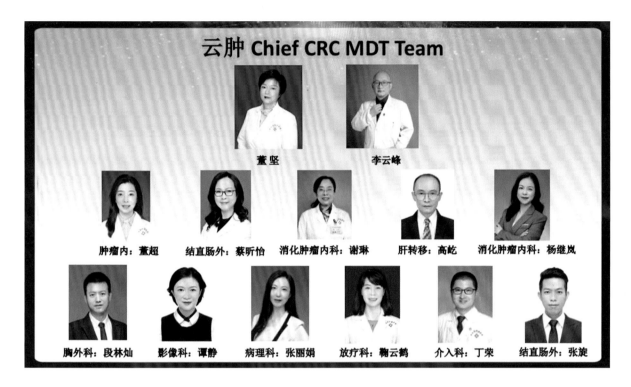

首席肠癌 MDT 团队专家成员

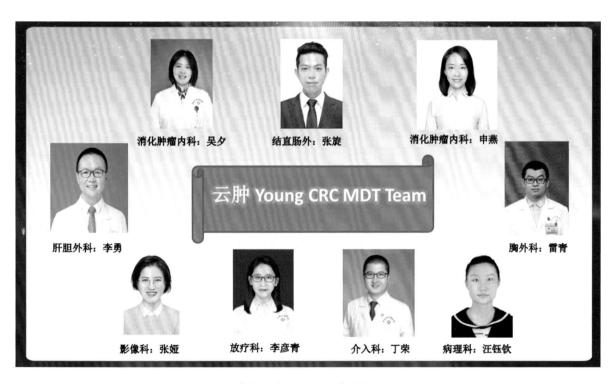

青年肠癌 MDT 团队专家成员

前　言

　　结直肠癌多学科诊疗模式（Colorectal Cancer Multi-Disciplinary Team, CRC-MDT），其核心理念是以 CRC 患者为中心，依托多学科团队，制定规范化、个体化、全程管理的综合诊治方案。

　　CRC-MDT 的肿瘤治疗需建立在综合治疗的原则上，其核心成员主要由病理科、影像科、结直肠外科、肿瘤内科、放射治疗科、微创介入科六位以上专家组成，并根据 CRC 患者转移部位或肿瘤以外基础疾病增补针对性学科专家，从而集各家之所长共同为患者制订最佳治疗方案，确保患者得到现代医学技术发展最接近的治疗策略，在最大程度改善 CRC 患者总体预后的同时提升学科诊疗水平。

　　本书是继浙医二院大肠癌诊治中心编辑出版《2018 MDT 典型病例集》之后的国内第二本结直肠癌 MDT 病例专著。全书共分为四个章节。第一章纳入了 12 个局部晚期或转移性结直肠癌（mCRC）病例，包括结直肠癌肝、肺、腹膜后淋巴结、腹股沟淋巴结、侧方淋巴结等部位转移。第二章纳入了 8 个局部进展期直肠癌（LARC）病例组成的专题，主要以新辅助治疗方案（包括标准同步放化疗、全程新辅助放化疗 /TNT、双药化疗、三药化疗及新辅助免疫治疗）的个体化选择，探索并总结出了对于 LARC 分层治疗的建议。第三章是云南省肿瘤医院 CRC MDT 团队在病例基础上结合最新热点升华出来的专题讲解章节，值得细品。第四章详细阐述了云南省肿瘤医院 CRC MDT 团队的建立背景、发展历程，以及 MDT 体系建设的具体过程、实施效果，并将宝贵的实践经验分享给大家。

　　本书纳入的 CRC 病例均由团队的影像科、病理科、结直肠外科、肿瘤内科、肝胆胰外科、胸外科、放射治疗科、微创介入科等相关专业的成员参与 MDT 讨论，并在最后进行了病例回顾和专业点评，体现出了团队智慧的结晶。由于病例相对复杂，每个病例或每个阶段的治疗决策未必一定是最佳选择，尤其是在大量临床研究结果逐渐出炉、治疗理念日益更新的今天。同时，由于病例准备时间仓促，部分病例影像等图片和临床资料的提供可能不够全面，望读者谅解。

　　云南省肿瘤医院结直肠癌 MDT 团队未来会陆续推出"MDT 诊治"系列丛书的后续专著，以飨读者。期待广大读者提出宝贵意见。

董　坚　李云峰

目　录

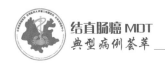

第一章

结直肠癌 MDT 典型病例荟萃

病例 1　局部进展期直肠癌伴同时性肝多发转移

1　初诊情况

患者匡某，女，69 岁，2018 年 3 月 12 日因"大便难解 5 月余。"首次入我院。查体：全身浅表淋巴结未触及肿大，心肺腹（ − ）；直肠指检：进指 7cm 未扪及异常肿块，退出指套无染血。入院评估：体重指数（body mass index，BMI）21.67 kg/m^2；体表面积（body surface area，BSA）1.64 m^2；美国东部肿瘤协作组（Eastern Cooperative Oncology Group，ECOG）评分 0 分；营养风险评分（nutritional risk score，NRS）1 分；日常生活能力（activities of daily living，ADL）Ⅰ级。既往史：高血压病史 20+ 年，血压最高 150/95mmHg，现口服非洛地平缓释片 5mg qd，血压控制可；胆囊切除术后 16 年。过敏史：对青霉素过敏；家族史：母亲患原发性高血压。

入院后完善相关辅助检查：肿瘤标记物：CEA：76.06µg/L，CA242：81.11 kU/L，CA19-9：72.76 kU/L，AFP：3.54µg/L。盆腔 MRI（2018-03-15 / 图 1）：直肠上段壁不均匀增厚，最厚约 1.8cm，下缘距肛缘约 10.3cm；病变段长约 3.8cm，环绕肠周径约 3/4 周；病变骑跨并累及腹膜反折，突破固有肌层外膜至直肠周围系膜脂肪内，肿瘤突破肌层约 14mm（T3c）。直肠系膜内见 8 个淋巴结，最大短径约 0.8cm，边缘毛糙，信号及强化不均（N2）。直肠系膜筋膜（mesorectal fascia，MRF）（ + ），直肠壁外血管侵犯（extramural vascular invasion of rectum，EMVI）（ + ）。肝脏 MRI（2018-03-16/ 图 2）：肝脏 S1（2 个）、S2（1 个）、S8 段（1 个）共见 4 个长 T1 长 T2 信号结节，大小不等，最大者约 1.6cm×1.4cm（S2）。肠镜（2018-03-13/图 3）：距肛缘 9cm 直肠见半环形菜花状肿物，环肠腔 3/4 圈。肠腔狭窄，镜身尚不能通过。病理（2018-03-15/图 4）：肉眼所见："直肠"灰白碎组织一堆，总积 0.3cm×0.2cm×0.1cm；病理诊断：〈直肠活检〉黏膜内腺癌。基因检测（2018-03-20/图 5）：KRAS、NRAS、BRAF、PIK3CA 均为野生型。

初始诊断：①直肠腺癌伴肝多发转移［cT3N2M1a ⅣA 期，MRF（＋），EMVI（＋）］；②原发性高血压 1 级 中危组。

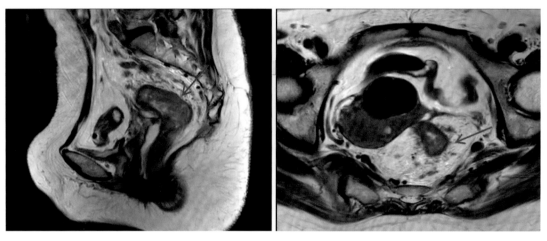

图 1　初诊盆腔 MRI（2018-03-15）

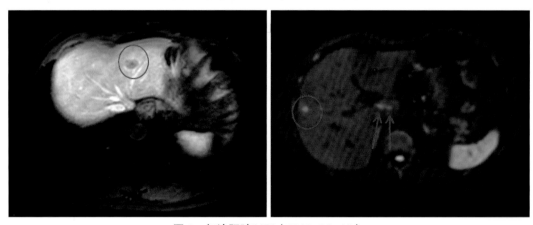

图 2　初诊肝脏 MRI（2018-03-16）

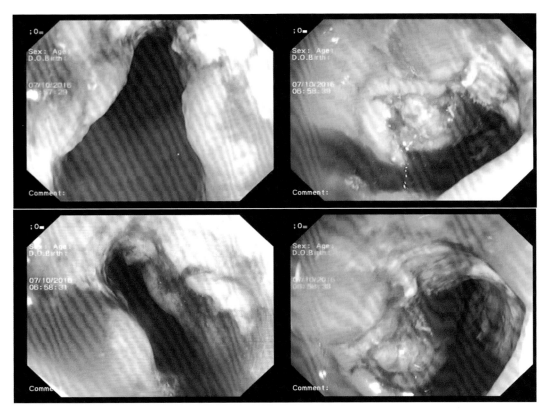

图 3　初诊肠镜（2018-03-13）

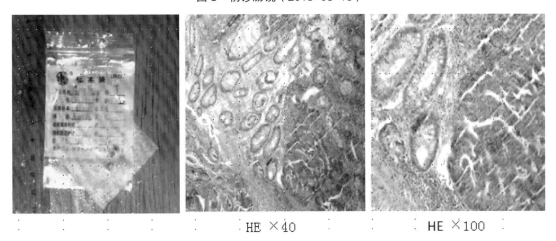

图 4　病理 HE 图片（2018-03-15）

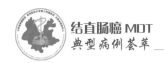
表 1　基因检测（2018-03-20）

检测项目	外显子 / 密码子	突变类型	检测结果
KRAS&NRAS&PIK3CA&BRAF 基因突变联合检测	KRAS 外显子 2	G12S G12D	野生型
	KRAS 外显子 2	G12C G12R G12V G12A G13C	野生型
	KRAS 外显子 2	G13D	野生型
	KRAS 外显子 3	Q61L Q61R Q61H Q61H	野生型
	KRAS 外显子 4	K117N K117N A146T A146V A146P	野生型
	NRAS 外显子 2	G12D G12S	野生型
	NRAS 外显子 2	G13R G12C G12V G12A G13V	野生型
	NRAS 外显子 3	Q61R Q61L Q61K Q61H	野生型
	NRAS 外显子 4	A146T	野生型
	PIK3CA 外显子 20	H1047R H1047L	野生型
	BRAF 外显子 15	V600E	野生型

2　诊疗经过

2.1　第一次 MDT 讨论及治疗情况

2.1.1　第一次 MDT 讨论（2018-03-19）

讨论科室：影像科、结直肠外科、放射治疗科、肝胆外科、肿瘤内科。

（1）初始及可切除性评估

影像科：①直肠 MRI 按 DISTANCE 评估为 cT3cN2，且 MRF（+），EMVI（+）；②肝脏 MRI 提示：肝脏 S1、S2 及 S8 段共 4 个转移瘤，最大者约 1.6cm×1.4cm（S2 段），评估属于寡转移。

结直肠外科：原发灶为局部进展期直肠癌（locally advanced rectal cancer，LARC），且 MRF（+），EMVI（+），且暂时无梗阻、出血及穿孔情况，暂不考虑切除，建议行术前化疗同步长程放疗。

放射治疗科：LARC 新辅助放化疗（neoadjuvant chemoradiotherapy，NCRT）指针明确。

肝胆外科：肝多发转移瘤，外科技术上可切除。

肿瘤内科：直肠癌伴同时性、多发性肝转移，临床复发风险评分（clinical risk score，CRS）评分为 3 分（原发瘤淋巴结阳性；同时型肝转移；肝转移灶数目＞1 个），即肝转移切除后复发风险高，且全 RAS 野生型，建议标准两药化疗＋靶向治疗。

讨论总结：①直肠原发灶暂不考虑切除，新辅助放化疗（Neoadjuvant chemoradiotherapy，NCRT）可提高 R0 切除率，降低复发率；②肝脏转移灶外科技术上可切除；但 CRS 3 分评估为术后高危复发风险，针对高危可切除肠癌肝转移（colorectal cancer liver metastases，CRLM），采取术前化疗可评估化疗敏感性，同时给予一个时间窗——"生物学等待窗"；且增加靶向能更客观、最大化筛选肿瘤生物学行为，争取达到无瘤状态（No Evidence of Disease，NED），并能降低术后早期复发。

（2）治疗目标：NED。

（3）治疗方案：术前长程放疗 + 全身化疗 + 靶向治疗。

2.1.2　第一次 MDT 讨论后治疗经过

2.1.2.1　CapeOx 化疗 4 周期

基于两点原因：①本院肿瘤患者数量较多，且放疗资源紧张需要排队等待；②此时靶向药物西妥昔单抗未进入医保，患者经济困难未同意联合靶向治疗，故最终方案为术前单纯全身化疗。实际治疗情况：2018 年 3 月 21 日至 2018 年 7 月 7 日期间：行 4 个周期 CapeOx 方案化疗（剂量：L-OHP：210mg D1；Cape：1.50g Po Bid d1-14；q3w）。

CapeOx 化疗 2 周期后复查：

盆腔 MRI（2018-05-05/ 图 5）：直肠上段肠壁增厚，最厚约 1.8cm，病变累及直肠系膜浸润深度约 11mm；MRF 可疑（+），EMVI（+）。直肠系膜见 8 个淋巴结，最大者短径约 0.8cm。较 2018-3-15 片，上述均无明显变化；根据实体瘤疗效评价标准（RECIST version 1.1）疗效评估为疾病稳定（Stable disease，SD）。

肝脏 MRI（2018-05-06/ 图 6）：肝 S1（1 个）、S2（1 个）及 S8 段（1 个）共见 3 个转移瘤，最大者约 1.4cm×1.3cm（S2 段）。对比 2018-03-16 片 S1 段病灶消失一个，余部分病灶缩小；疗效评估为 SD。

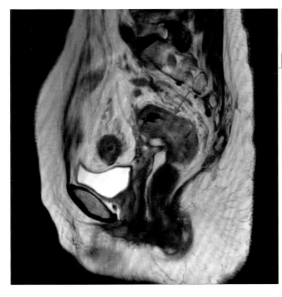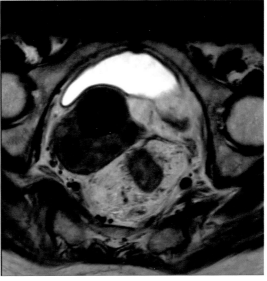

图 5　CapeOx 化疗 2 周期后复查：盆腔 MRI（2018-05-05）

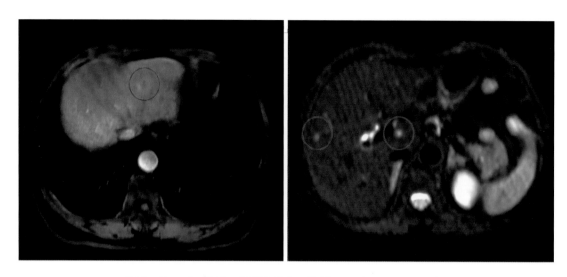

图 6　CapeOx 化疗 2 周期后复查：肝脏 MRI（2018-05-06）

CapeOx 化疗 4 周期后复查：

盆腔 MRI（2018-07-27/ 图 7）：直肠上段肠壁增厚，厚约 1.7cm；病变累及直肠系膜浸润深度约 9mm。直肠系膜见 6 个淋巴结，最大者短径约 0.6cm。直肠病灶及肠周淋巴结较前缩小；疗效评估为部分缓解（Partial response，PR）。

肝脏 MRI（2018-07-28/ 图 8）：肝 S1（1 个）、S2（其中 1 个为新出现）及 S8（1 个）段共见 4 个转移瘤，最大者约 2.4cm×1.7cm（S2）。对比前片部分病灶增大，且左外叶新出现病灶；疗效评估为疾病进展（Progressive disease，PD）。

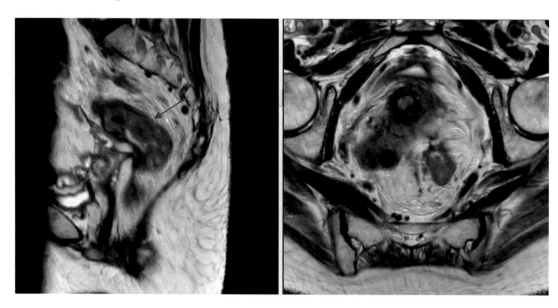

图 7　CapeOx 化疗 4 周期后复查：盆腔 MRI（2018-07-27）

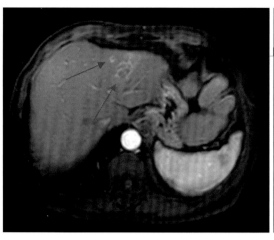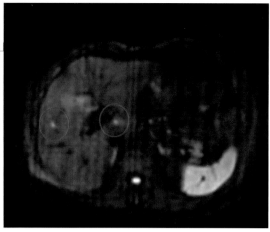

图 8 CapeOx 化疗 4 周期后复查：肝脏 MRI（2018-07-28）

2.1.2.2 长程同步放化疗（NCRT）

2018 年 8 月 2 日至 2018 年 9 月 12 日期间：在放疗科行"盆腔调强放疗（Intensity-modulated Radiation Therapy，IMRT），95%PTV 50Gy/2Gy/25f"，同期口服"Cape（早 1.0g，晚 1.5g 5d/ 周）"。

NCRT 后复查：

盆腔 MRI（2018-09-26/ 图 9）：直肠上段肠壁增厚，厚约 1.4cm；病变累及直肠系膜浸润深度约 7mm。直肠系膜见 6 个淋巴结，最大者短径约 0.6cm。直肠病灶较前缩小，肠周淋巴结较前无变化。疗效评估为 PR。

肝脏 MRI（2018-09-27/ 图 10）：肝 S2（2 个）及 S8 段（1 个）共见 3 个结节，最大者约 2.9cm×2.7cm（S2 段）。对比前片 S1 段病灶消失，但余病灶增大。疗效评估为 PD。

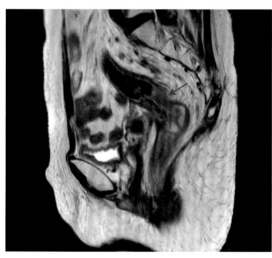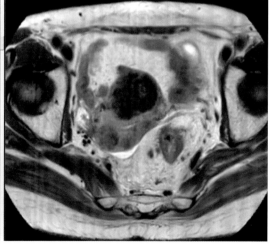

图 9 NCRT 后复查：盆腔 MRI（2018-09-26）

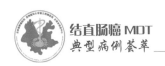
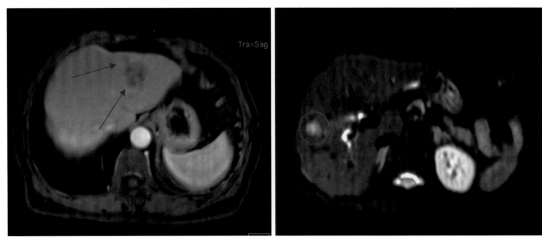

图 10　NCRT 后复查：肝脏 MRI（2018-09-27）

2.2　第二次 MDT 讨论及治疗情况

2.2.1　第二次 MDT 讨论（2018-10-10）

讨论科室：影像科、结直肠外科、肝胆外科、肿瘤内科。

（1）治疗后评估：影像科、结直肠外科、肝胆外科、肿瘤内科：直肠原发病灶放化疗后较前退缩（PR）；肝脏尾状叶病灶消失，但其余转移灶较前增大（PD）。

（2）可切除性评估：直肠原发灶外科可切除；肝脏转移灶外科技术上可切除；但该患者评估为高危可切除 CRLM，且肿瘤生物学评分（tumor biology score，TBS）为 2 分（CRS ＞ 2；术前化疗后疾病进展）：提示肿瘤生物学行为不良，建议选择二线治疗方案联合靶向，以最大化控制肿瘤再手术可获益，争取达到 NED，并能降低术后早期复发。

（3）治疗目标：NED。

（4）治疗方案：更改二线化疗方案（FOLFIRI），联合靶向治疗（Cet）。

2.2.2　第二次 MDT 讨论后治疗经过

2.2.2.1　FOLFIRI+Cet 靶向治疗 8 周期

2018 年 10 月 12 日至 2019 年 2 月 28 日期间：行 8 个周期 FOLFIRI+Cet 方案化疗（剂量：伊立替康 280mg ivgtt d1，L-CF 0.3g ivgtt d1，5-Fu0.625g ivgtt d1，3.75g 持续微量泵注 WLB 48h；西妥昔单抗 800mg ivgtt d1；q2W）。

FOLFIRI+Cet 4 周期后复查：

盆腔 MRI（2018-12-22/图 11）：直肠上段肠壁增厚，约 1.3cm；病变累及直肠系膜浸润深度约 5mm。直肠系膜内见 4 个淋巴结显示。直肠病灶及淋巴结均较前缩小。疗效评估为 PR。

肝脏 MRI（2018-12-23/图 12）：肝 S2 上段（1 个）及 S8 段（1 个）共见 2 个转移瘤，最大者约 1.8cm×1.5cm（S2），较前病灶缩小，疗效评估为 PR。

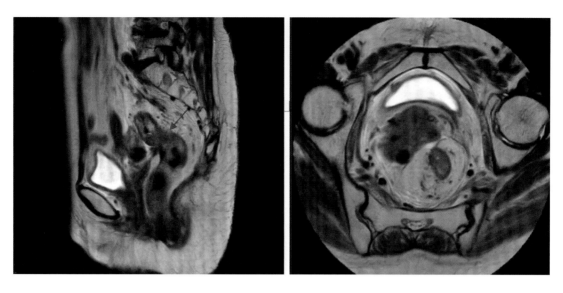

图 11 FOLFIRI+Cet 4 周期后复查：盆腔 MRI（2018-12-22）

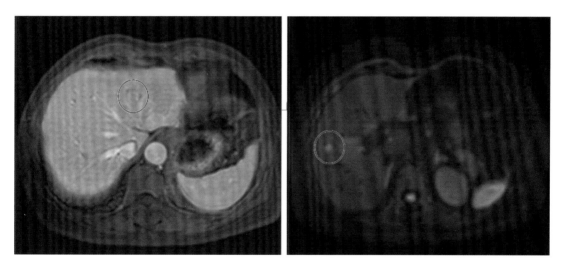

图 12 FOLFIRI+Cet 4 周期后复查：肝脏 MRI（2018-12-23）

FOLFIRI+Cet 8 周期后复查：

肠镜（2019-03-20/ 图 13）：直肠上段距肛门口 9cm 处见四周呈锥形狭窄，镜头可通过。直肠上段癌放化疗后并狭窄，肿瘤较前缩小。

盆腔 MRI（2019-03-22/ 图 14）：直肠上段肠壁增厚，厚约 1.2cm；病变累及直肠系膜浸润深度约 5mm。直肠系膜内、骶前见散在淋巴结显示。直肠病灶及淋巴结较前缩小；疗效评估达 PR。

肝脏 MRI（2018-03-23/ 图 15）：肝 S2 段见 1 个转移瘤，大小约 1.6cm×1.4cm，S2 段病灶较前缩小，S8 段病灶较前消失；疗效评估为 PR。

肝脏声学超声造影（2018-03-24/ 图 16）：肝 S2 段可见一个肿块图像，大小约 17mm×14mm。

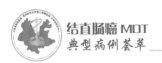
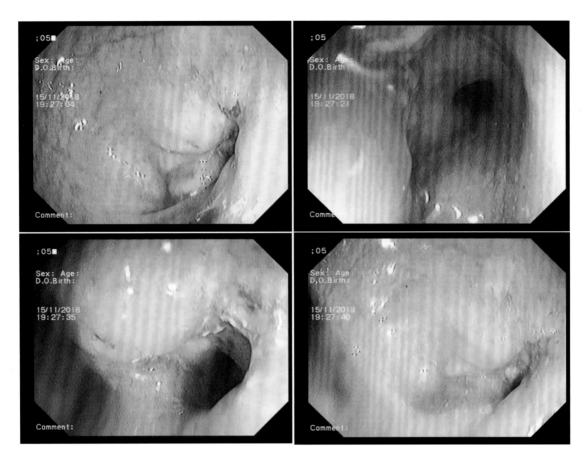

图 13　术前治疗后复查：肠镜（2019-03-20）

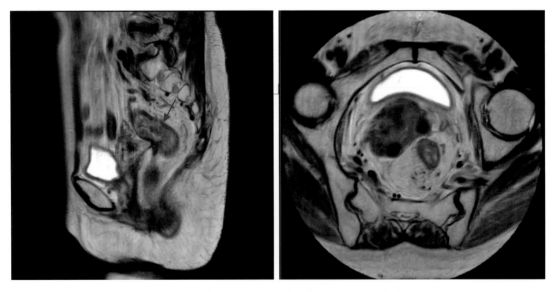

图 14　FOLFIRI+Cet 8 周期后复查：盆腔 MRI（2018-03-22）

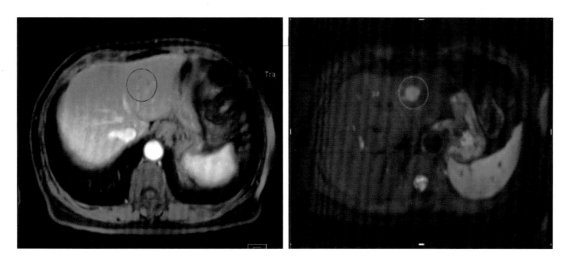

图 15　FOLFIRI+Cet 8 周期后复查：肝脏 MRI（2018-03-23）

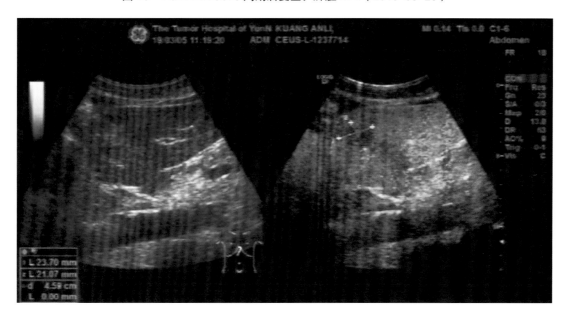

图 16　FOLFIRI+Cet 8 周期后复查：肝脏声学超声造影（2018-03-24）

2.3　第三次 MDT 讨论及治疗情况

2.3.1　第三次 MDT 讨论（2019-03-25）

讨论科室：影像科、结直肠外科、肝胆外科、肿瘤内科。

（1）治疗后评估：①直肠原发病灶经过术前治疗明显缩小，系膜肿大淋巴结也明显缩小、减少（PR）；②肝转移瘤体积较靶向治疗前明显缩小，其数目较基线水平减少，仅残留肝左外叶一孤立转移瘤，且已达稳定状态。

（2）可切除性评估：直肠原发病灶和肝转移瘤外科技术上均可达 R0 切除，评估可行手术切除直肠病灶及肝转移灶。

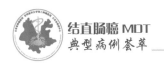

（3）治疗目标：NED。

（4）治疗方案：外科手术切除。

2.3.2 第三次 MDT 讨论后治疗经过

2.3.2.1 手术

2019 年 3 月 28 日全麻下行：术中超声定位腹腔镜下肝左外叶切除术 + 腹腔镜下直肠癌根治术（Dixon）+ 回肠末端预防性造瘘术。

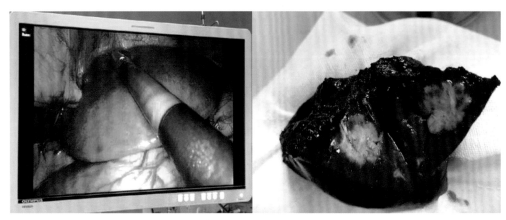

图 17　术中超声定位及术后标本（2019-03-28）

术后病检（2019-04-04/ 图 18）：〈直肠及肿瘤〉①直肠肿块：溃疡型腺癌，中分化，癌组织浸润肠壁全层达周围脂肪组织；肿瘤退缩分级（tumor regression grading，TRG）：3；②镜下见脉管内癌栓，并见癌组织侵犯神经；③标本两端切缘、环周切缘及另送"上切缘""下切缘"于镜下未见癌组织；④肠系膜淋巴结（4/11）于镜下见癌转移；另见肠系膜癌结节 1 枚。〈肝左外叶〉"肝左外叶"于镜下见腺癌组织，结合病史符合"直肠腺癌"肝转移；肝断面于镜下未见腺癌组织。

术后基因检测（2019-04-06/ 图 20）：KRAS、NRAS、BRAF、PIK3CA 均为野生型；微卫星状态检测：微卫星稳定（microsatellite stability，MSS）。

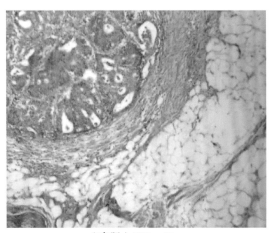 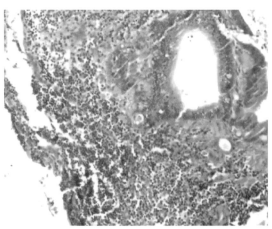

（直肠）HE × 40　　　　　　　　　　　　（直肠）HE × 40

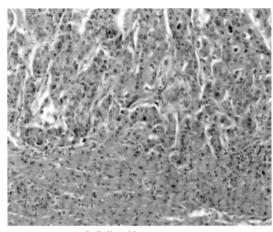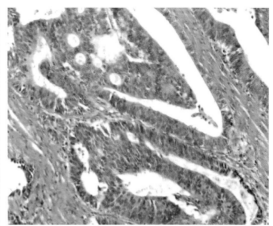

（系膜淋巴结）HE×100　　　　　　　　　　　（肝脏）HE×100

图 18　术后病检：HE 染色（2019-04-04）

> ## 检测结果

检测项目		检测结果	结果提示
基因名称	位点		
KRAS	2 号外显子	未突变	KRAS、NRAS、PIK3CA、BRAF 基因经检测为未突变，增加对 anti-EGFR antibodies（cetuximab 西妥昔单抗、panitumumab 帕尼单抗）的敏感性
	3 号外显子	未突变	
	4 号外显子	未突变	
NRAS	2 号外显子	未突变	
	3 号外显子	未突变	
	4 号外显子	未突变	
BRAF	15 号外显子	未突变	
PIK3CA	9 号外显子	未突变	
	20 号外显子	未突变	
UGT1A1	UGT1A1*28	6/6TA 基因型	患者使用伊立替康治疗产生毒副作用的风险较低
微卫星不稳定性检测		MSS	II 期结直肠癌患者可从 5-FU 化疗中获益；晚期结直肠癌患者对抗 PD-1 治疗不敏感

图 19　术后基因检测（2019-04-11）

术后诊断：①直肠癌肝多发转移术前放化疗后切除术后 ypT3N2aM1a Ⅳ A 期 全 RAS 野生型，BRAF 野生型，MSS；②原发性高血压 1 级，中危组。

术后 1 月返院复查：

肝脏 MRI（2019-04-30/ 图 21）：肝左叶术后改变。肝 S8 段见 1 个稍长 T1 稍长 T2 信号结节，

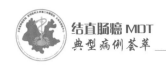

大小约 1.8cm×1.6cm，增强后不均匀环状强化，考虑转移。较前为新出现病灶。疗效评估为 PD。

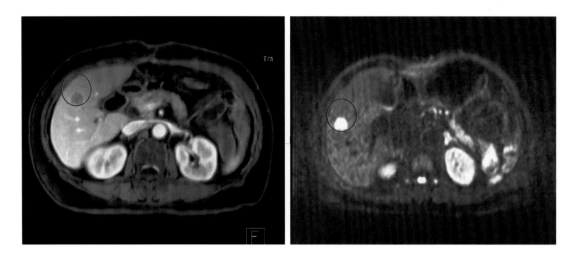

图 20　术后首次复查：肝脏 MRI（2019-04-30）

2.4　第四次 MDT 讨论及治疗情况

2.4.1　第四次 MDT 讨论（2019-05-11）

讨论科室：影像科、结直肠外科、肝胆外科、肿瘤内科、微创介入科。

（1）治疗后评估：肝右前叶下段结节初诊即已存在，经过术前治疗后影像学上消失，术中超声亦未探查见，但术后 1 月左右原位置再次出现，不排除术前并未完全消失可能，同时在一定程度上说明患者肿瘤生物学行为不良。

（2）可切除性评估：该肝转移瘤外科技术上可 R0 切除，但患者高龄，有高血压病史，手术风险较大；且前次手术距今 1 月余，患者身体状态是否耐受值得考虑。对于位于肝实质内，位置深在，直径＜3cm 的肝转移瘤，消融治疗可以达到根治切除，也可降低术后并发症风险。

（3）治疗目标：NED。

（4）治疗方案：肝转移瘤射频消融术（radiofrequency ablation，RFA）。

2.4.2　第四次 MDT 讨论后治疗经过

2.4.2.1　2019 年 5 月 15 日行"CT 联合超声引导下肝转移瘤射频消融术"（图 21）

CT 联合超声引导下定位穿刺点，准确定位肝内转移瘤（位于 S8 段，大小约 1.8cm×1.6cm）后，以消融针准确穿刺入肝转移瘤，针尖超过肿瘤 5mm，持续消融 5min，达到完全消融病灶。

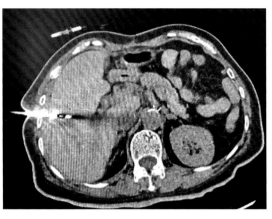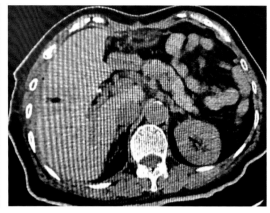

图 21 肝转移瘤射频消融术（2019-05-15）

2.5 后续治疗及复查情况

2.5.1 FOLFIRI+Cet 靶向治疗 4 周期

2019 年 6 月 11 日至 2019 年 8 月 21 日期间：行 4 个周期 FOLFIRI+Cet 方案化疗（剂量：伊立替康 280mg ivgtt d1，L-CF 0.3g ivgtt d1，5-Fu0.625g ivgtt d1，3.75g 持续微量泵注 WLB 48h；西妥昔单抗 800mg ivgtt d1；q2W）。

2.5.2 2019 年 7 月 15 日全麻下行"回肠造口回纳术"

2.5.3 复查情况

腹盆腔 CT（2019-07-11/图 22）：肝 S8 段消融术后改变；回肠造瘘口及直肠吻合口未见确切异常。肝脏 MRI（2019-07-12/图 23）：肝脏 S8 段消融术后改变，病灶内未见确切活性成分。

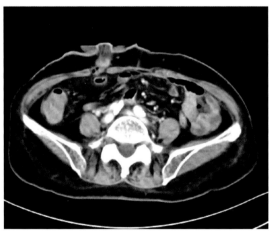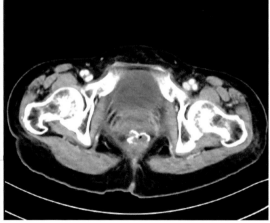

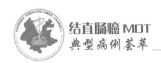
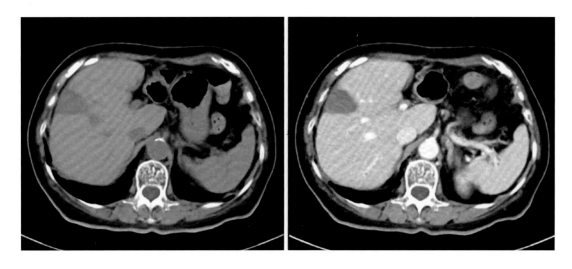

图 22　RFA 后首次复查：腹盆腔 CT（2019-07-11）

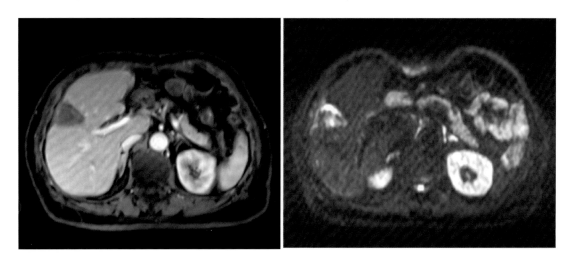

图 23　RFA 后首次复查：肝脏 MRI（2019-07-12）

3　随访情况

末次治疗（2019 年 8 月）后间隔 3 月复查 1 次，直至 2020 年 12 月，未见盆腔、肝脏局部复发或转移。

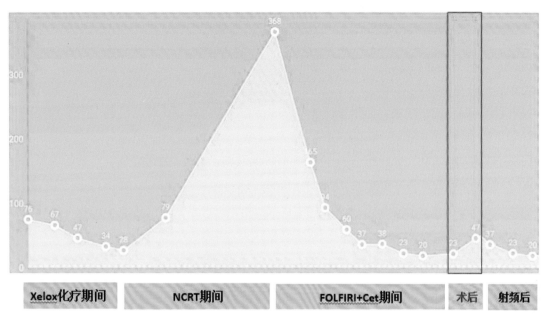

图 24 治疗期间 CEA 变化曲线

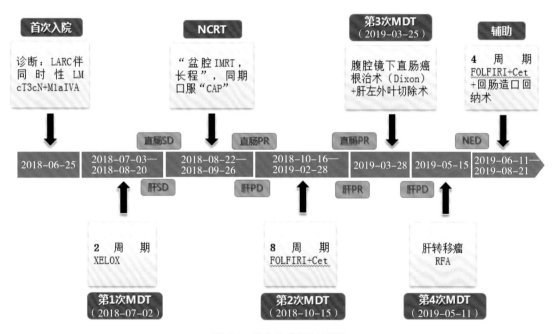

图 25 整个治疗经过回顾

4 回顾和点评

本病例为局部进展期直肠癌伴同时性肝多发性转移癌（cT3cN+M1a IVA 期）患者，团队先后共进行 4 次 MDT 讨论。患者术前 CapeOx 方案 + 同步长程放疗，肝内病灶控制不佳，MDT 团队及时调整治疗方案为 FOLFIRI 联合 Cet，经 8 周期后直肠原发病灶及肝脏转移灶按 RECIST Version 1.1 标准疗效评估达 PR，手术时机较为合适，故进行了根治性手术（肝肠同切）。然后患者在术后 1 个月肝脏右前叶下段再次出现病灶，MDT 团队高度警觉及时跟踪和评估，并制定了肝内孤立病灶局部射频毁

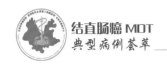
损的治疗方案，后续患者完成 FOLFIRI 联合 Cet 方案治疗 4 周期的围手术期化疗。患者前后均接受了 MDT 的讨论及建议诊疗方案，最终达到了 NED 目标，且现为治愈状态。

从这个病例当中我们可以进一步思考以下几点：

（1）肝脏转移灶影像学上消失（complete radiological response，CRR）是否可取？多数观点认为术前新辅助治疗的目的是控制病灶，评估化疗反应，为手术创造更优化的机会，而不是为了追求肝转移瘤的 CRR、临床完全缓解（clinical complete response，CCR）。基于纪念斯隆－凯特琳癌症中心（Memorial Sloan–Kettering Cancer Center，MSKCC）的一项研究随访结果显示，经过术前高强度的转化治疗，肝转移灶消失（disappearing liver metastases，DLMs）和病理完全缓解（pathological complete response，PCR）可高达 64%，且 42% 的 DLMs 长期未复发。故部分观点认为对于初始评估不能达到 R0 手术切除状态的肝多发转移，应该主动争取高强度的转化治疗，通过 DLMs 获得手术机会或局部毁损治疗，进而达到 NED。

（2）肝脏孤立转移灶局部治疗手段如何选择？射频消融、立体定向放疗（stereotactic body radiation therapy，SBRT）、微波消融等多种肝脏局部毁损治疗措施成为手术切除的必要补充，扩大了肝脏手术的适应证，但不可否认也存在局部复发率较高的问题，故需要严格掌握适应证。就本例患者而言，经过 FOLFIRI 联合西妥昔单抗治疗 8 个周期后仅剩肝左外叶上段（S2 段）一直径约 2.0cm 大小的孤立转移灶，同时该患者也是高龄，是否可以采取一开始就直接射频消融而不行肝左外叶切除而达到根治目的的呢？同时也减小了手术创伤，尽可能地保留了残余肝脏体积。

（3）规范患者的全程管理，对肝脏微小转移灶保持高度警觉是至关重要的。本患者靶向治疗后虽然肝脏 MRI 和肝脏声学超声造影提示仅剩肝左外叶上段（S2 段）一孤立转移灶，此时若选择敏感性强的影像技术如普美显增强 MRI 或超声造影示卓安可能会更加完善，因为同期根治性术后短时间内患者肝脏右前下段（S5 段）病灶再次出现并迅速增大，无法排除是术前即已存在（未完全消失）还是术后重新出现；但本例患者术中行超声探查并未发现除 S2 段以外的其他病灶，一定程度上为证实 S5 段病灶是术后短时间内再次出现提供了依据。

本中心多年常规开展 MDT 讨论以来，也有一些经验和大家分享：

（1）结直肠癌的治疗大格局是 MDT 模式，将诊断、内科、外科、放疗等不同学科有机结合在一起。通过 MDT 可以实现肠癌的个体化治疗、精准治疗和综合治疗。

（2）MDT 讨论需要贯穿于患者整个治疗过程当中，实现动态评估，及时调整治疗目标和治疗策略，因为每次 MDT 讨论都有可能是团队制定治疗方案的转折点，甚至是患者生命的转折点！

（3）MDT 团队中每位成员应发挥其专科或专业特长，精诚合作，选择最适合的局部治疗配合全身系统治疗，才能提高患者生存预后，改善患者生活质量，使得患者获益最大化！

病例 2　直肠癌异时性肺、腹膜后淋巴结多发转移

1　初诊情况

患者赵某，男，51 岁，2017 年 7 月 11 日因"间断大便带血、大便次数增多半年余"首次就诊于我院。查体：全身浅表淋巴结未触及肿大，心肺腹（－）；直肠指检：距肛门 3cm 可触及半环形肿块，位于左侧壁，质硬，表面凹凸不平，肿块不规则，边界清楚，触痛明显，指套退出血染。入院评估：BMI 24.9kg/m²；BSA 2.06m²；ECOG 评分：0 分；NRS 1 分；ADL I 级。既往史：2007 年行"痔疮手术"及"腹腔镜下胆囊切除术"，无食物药物过敏史，家族史：无特殊。

入院后完善相关辅助检查：肿瘤标记物：CEA：14.12μg/L，CA242：2.67kU/L，CA19-9：8.81kU/L，AFP：3.99μg/L。肠镜（2017-07-12/ 图 1）：距肛缘 3cm 以下直肠左侧壁见约 3cm×2.8cm 半环形肿块，病变下缘已至肛管肛门口可见。病理（2017-07-13/ 图 2）：肉眼所见："直肠"灰白碎组织一堆，总积 0.5cm×0.4cm×0.3cm；病理诊断：〈直肠活检〉腺癌。肝脏、胸部 CT（2017-07-13/ 图 3）：①肝脏未见确切异常；②右肺中叶及左肺上叶舌段条索影。盆腔 MRI（2017-07-13/ 图 4）：DISTANCE 结构化报告：直肠中下段肠壁增厚，下缘距肛门约 3.5cm，病变段长约 3.7cm，累及肠管全周；病变突破肌层累及直肠系膜，浸润深度约 13mm；肛提肌未见受累；直肠系膜内见 12 枚淋巴结，最大者短径约 1.1cm；MRF（＋），EMVI（＋）。

初始诊断：直肠腺癌 cT3cN2bM0 Ⅲ C 期 MRF（＋），EMVI（＋）

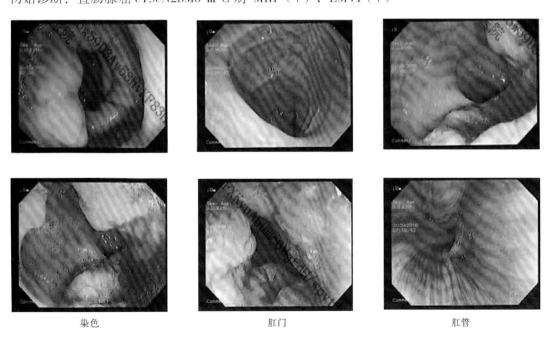

染色　　　　　　　　　　肛门　　　　　　　　　　肛管

图 1　初诊肠镜（2017-07-12）

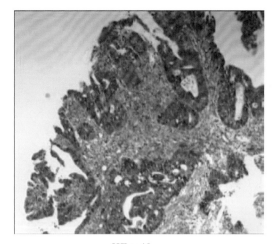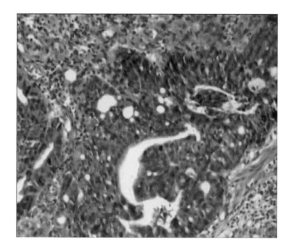

HE × 40   HE × 100

图 2   病理 HE 图片（2017-07-13）

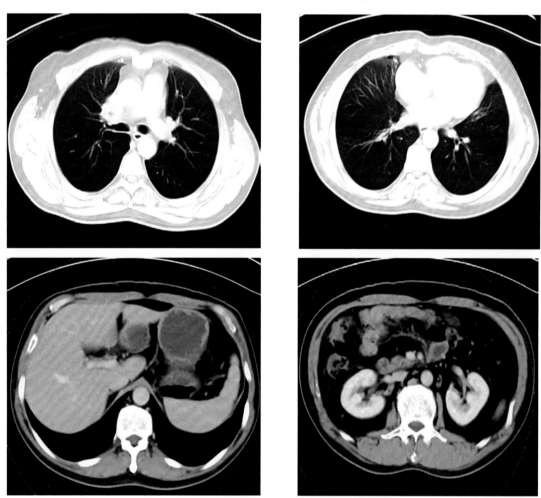

图 3   初诊肝脏、胸部 CT（2017-07-13）

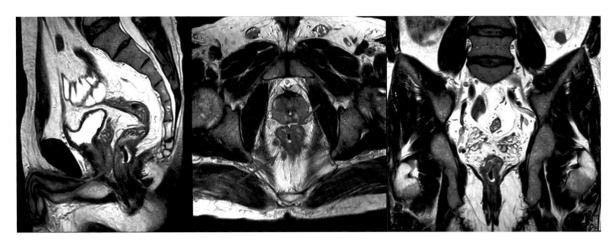

图 4　初诊盆腔 MRI（2017-07-13）

2　诊疗经过

2.1　第一次 MDT 讨论及治疗情况

2.1.1　第一次 MDT 讨论（2017-07-21）

讨论科室：影像科、放疗科、肿瘤内科、结直肠外科。

（1）初始及可切除性评估

影像科：盆腔 MRI 评估为 cT3cN2b，MRF（+），EMVI（+）。

放疗科：患者为低位局部进展期直肠癌，有新辅助治疗指征，建议行盆腔长程放疗，同期联合口服单药卡培他滨。

肿瘤内科：该直肠癌属于局部进展期，建议行术前联合放化疗。

结直肠外科：该患者直肠癌外科技术可切除，但对于局部晚期患者，新辅助放化疗可降低局部复发率，改善无瘤生存率，暂不考虑手术切除。

讨论总结：局部进展期直肠癌暂不考虑手术切除，NCRT 可缩小瘤体，提高 R0 切除率，降低复发率。

（2）治疗目标：治愈。

（3）治疗方案：术前长程同步放化疗。

2.1.2　第一次 MDT 讨论后治疗经过

2.1.2.1　同期放化疗

NCRT：2017 年 8 月 2 日至 9 月 4 日期间：行长程同步放化疗（盆腔 IMRT，95% PTV 50Gy/25f，2Gy/F；同期口服 Cape：1.5g Po bid d1-5；Qw）。

同期放化疗结束后复查：

放化疗结束后复查评估：盆腔 MRI（2017-09-21/ 图 5）：直肠中下段肠壁增厚，下缘距肛门约 4.0cm，病变段长约 2.8cm，累及肠管全周；病变突破肌层累及直肠系膜，浸润深度约 6mm；肛提肌未

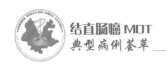
见受累；直肠系膜内见 8 枚淋巴结，最大者短径约 0.8cm；MRF 可疑（＋），EMVI（＋）；mrTRG3。

2.1.2.2 NCRT 后新辅助巩固化疗

2017 年 9 月 22 日行"CapeOx"方案化疗 1 周期（剂量：L-OHP：250mg ivgtt d1 + Cape：2.0g po bid d1-14；Q3w）。

NCRT 后术前新辅助化疗后复查：

盆腔 MRI（2017-10-26/ 图 6）：直肠下段肠壁增厚，下缘距肛门约 4.2cm，病变段长约 2.5cm，累及肠管全周；病变突破肌层累及直肠系膜，浸润深度约 5mm；肛提肌未见异常；直肠系膜内见 6 枚淋巴结，最大者短径约 0.6cm；MRF（－），EMVI（＋）。mrTRG3。

内镜（2017-10-24/ 图 7）：肛缘内约 3cm 以下直肠肛管黏膜内见约 2.8cm×2.2cm 深溃疡。

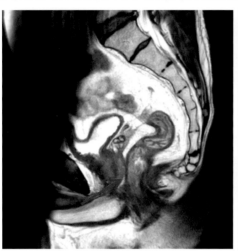
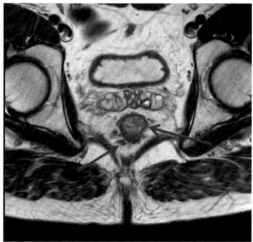

图 5　NCRT 后复查：盆腔 MRI（2017-09-21）

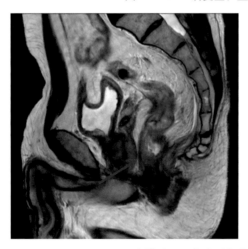
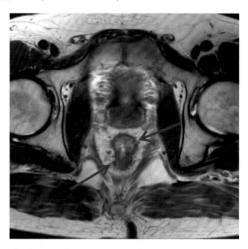

图 6　新辅助巩固化疗后复查：盆腔 MRI（2017-10-26）

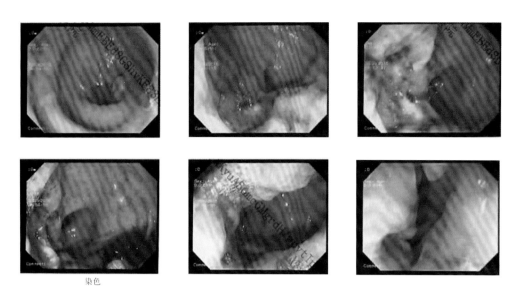

染色

图 7 新辅助治疗后复查：内镜（2017-10-24）

2.1.2.3 新辅助治疗后的手术治疗

2017 年 11 月 1 日行"腹腔镜下直肠癌经腹会阴联合切除术（miles）"。

术后大体标本（图 8）："直肠及肿瘤"已剖带肛门直肠一段，长 23cm，直肠切缘周径 3.5cm，肛门切缘周径 5cm，距直肠切缘 16.5cm、齿状线上 1.5cm 见一溃疡型肿块，大小 1.5cm×1.5cm×0.8cm，切面灰白实性质中。肠系膜触及淋巴结数枚。

术后病理诊断（图 9）：〈直肠及肿瘤〉：①腺癌，中－低分化，癌组织侵及肠壁全层达周围纤维脂肪组织；TRG 分级：2；②镜下见脉管内癌栓及癌组织侵犯神经；③标本两切缘、环周切缘未见癌组织；④肠系膜淋巴结（2/6）见癌转移。

我院基因检测结果（图 10）：KRAS、NRAS、BRAF、PIK3CA 均为野生型；微卫星状态检测：MSS。

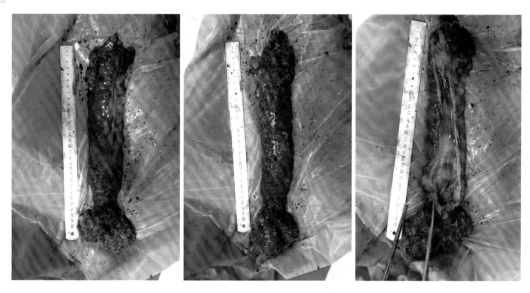

图 8 术后大体标本（2017-11-01）

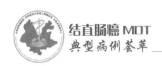

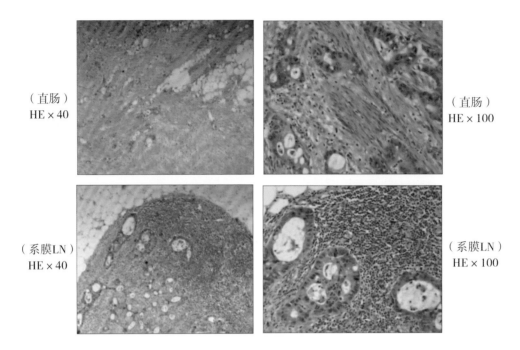

（直肠） HE × 40	（直肠） HE × 100
（系膜LN） HE × 40	（系膜LN） HE × 100

图 9　术后病理 HE 图片

> ➤ **检测结果**

检测项目		检测结果	结果提示
基因名称	位点		
KRAS	2 号外显子	未突变	KRAS、NRAS、PIK3CA、BRAF 基因经检测为未突变，增加对 anti-EGFR antibodies（cetuximab 西妥昔单抗、panitumumab 帕尼单抗）的敏感性。
	3 号外显子	未突变	
	4 号外显子	未突变	
NRAS	2 号外显子	未突变	
	3 号外显子	未突变	
	4 号外显子	未突变	
BRAF	15 号外显子	未突变	
PIK3CA	9 号外显子	未突变	
	20 号外显子	未突变	
UGT1A1	UGT1A1*28	6/6TA 基因型	患者使用伊立替康治疗产生毒副作用的风险较低
微卫星不稳定性检测		MSS	Ⅱ 期结直肠癌患者可从 5-FU 化疗中获益；晚期结直肠癌患者对抗 PD-1 治疗不敏感

图 10　术后基因检测报告

　　术后诊断：直肠中低分化管状腺癌放化疗后术后 ypT3N1bM0 Ⅲ B 期，RAS 野生型，BRAF 野生型，MSS。

2.1.2.4　术后辅助化疗

2017 年 12 月 1 日、2017 年 12 月 22 日、2018 年 1 月 15 日、2018 年 2 月 7 日共行 4 个周期 CapeOx 方案化疗（剂量：L-OHP 250mg d1，Cape 2.0g po bid d2-15；Q3W）。因出现外周神经毒副反应，术后仅行 4 次辅助化疗。

术后化疗 4 周期（术后 3 月）复查：未见肿瘤复发转移。

胸部 CT（2018-02-06/图 11）：右肺中叶及左肺上叶下舌段陈旧性小条索影。腹、盆腔 CT（2018-02-06/图 12）：①肝脏未见确切异常；②腹膜后未见确切肿大淋巴结；③左下腹见腹壁造瘘口；④骶前筋膜增厚粘连，前列腺及精囊腺后移，考虑术后改变。

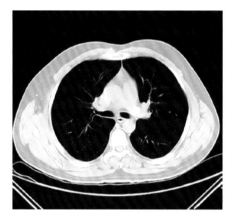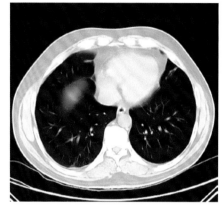

图 11　术后 3 月复查：胸部 CT（2018-02-06）

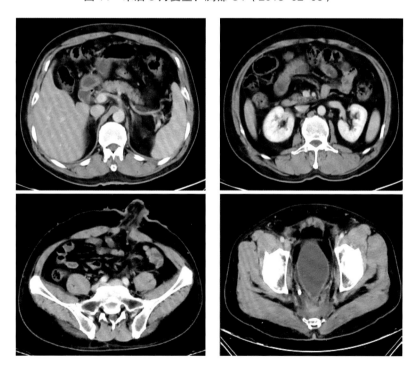

图 12　术后 3 月复查：腹盆腔 CT（2018-02-06）

末次化疗 1 年后复查：评估 PD。

胸部 CT（2019-02-18/图 13）：左肺上叶前段实性结节，大小约 0.8cm×0.6cm，边缘浅分叶伴

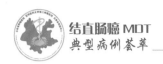
细小毛刺；考虑恶性，转移可能。腹、盆腔 CT（2019-02-18/图 14）：膈角、腹膜后多发肿大淋巴结，大者位于肾门水平，大小约 3.1cm×2.5cm，增强后均匀强化，考虑转移性肿大淋巴结。

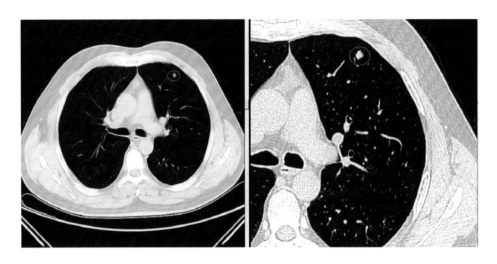

图 13　末次化疗 1 年后复查：胸部 CT（2019-02-18）

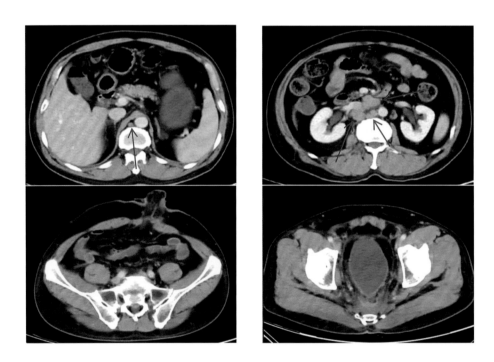

图 14　末次化疗 1 年后复查：腹盆腔 CT（2019-02-18）

2.2　第二次 MDT 讨论及治疗情况

2.2.1　第二次 MDT 讨论（2019-02-19）

讨论科室：结直肠外科、胸外科、肿瘤内科：

（1）目前评估

①中上腹膜后、膈脚区多发肿大淋巴结，大者位于肾门水平，大小约 3.1cm×2.5cm，考虑淋巴

结转移（PD）；左肺上叶小结节，长径约 0.8cm，考虑肺转移（PD）。评估为广泛转移。

②患者为 NRCT 后直肠癌术后化疗后，中上腹膜后、膈脚区出现多发肿大转移淋巴结；左肺上叶出现转移灶。外科技术上无法达到 R0 切除。

③基因检测：KRAS、NRAS、BRAF、PIK3CA 均为野生型；微卫星状态为 MSS，推荐更换化疗方案联合靶向治疗。

目前诊断：直肠癌综合治疗后异时性全身多发转移 rpT3N1bM1b IVB 期。

（2）治疗目标：控制疾病进展，延长生存时间。

（3）治疗方案：FOLFIRI+Cet。

2.2.2 第二次 MDT 讨论后治疗经过

2.2.2.1 化疗联合靶向治疗

2019 年 2 月 20 日至 2019 年 8 月 27 日期间：行 12 个周期 FOLFIRI+Cet 方案化疗（剂量：伊立替康：360mg ivgtt d1，L–CF 0.4g ivgtt d1，5–Fu 0.75g iv d1，5–Fu 4.75g WLB 48h；同期联合靶向：Cet 1.0g ivgtt d1；q2W）。

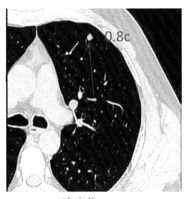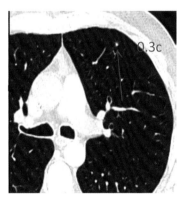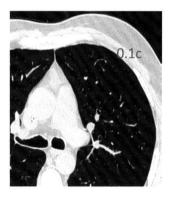

治疗前　　　　　　　　　　6周期后　　　　　　　　　　12周期

图 15　FOLFIRI+Cet 治疗期间：肺结节持续 PR

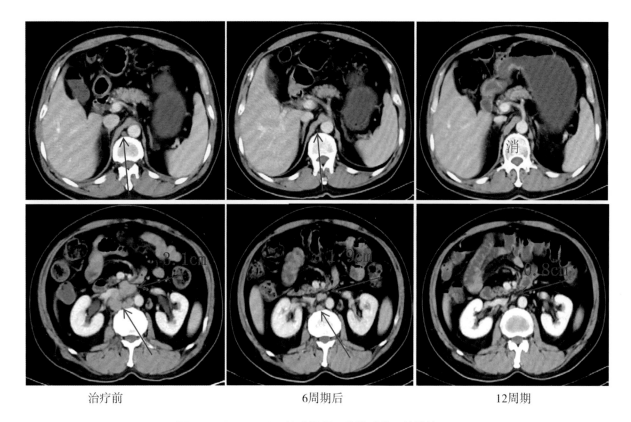

| 治疗前 | 6周期后 | 12周期 |

图 16 FOLFIRI+Cet 治疗期间：腹膜后淋巴结持续 PR

2.3 第三次 MDT 讨论（2019-09-10）

讨论科室：影像科、放疗科、胸外科、肿瘤内科、结直肠外科。

（1）治疗后评估

影像科：对比治疗前后影像资料，肺部病灶明显缩小；腹膜后淋巴结转移灶较靶向治疗前已明显退缩（PR）。

放疗科：目前患者为综合治疗后腹膜后淋巴结（retroperitoneal lymph node，RPLN）退缩，且短径小于 1cm，提示全身治疗效果较好，暂无放疗指征。

结直肠外科、胸外科、肿瘤内科：经过全身系统性治疗（FOLFIRI+Cet 治疗 12 周期），患者肺部病灶缩小且稳定，腹膜后淋巴结明显退缩且控制良好；建议改为低毒且有效的维持治疗。

目前诊断：直肠癌综合肿瘤后伴异时性全身多发转移 rpT3N1bM1b IVB 期。

（3）治疗目标：控制疾病进展为主，争取 NED。

（4）治疗方案：维持治疗。

2.3.1 第三次 MDT 讨论后治疗经过

2.3.1.1 维持治疗

2019 年 9 月 13 日至 2020 年 3 月 18 日期间：行 12 个周期 "Cet+ 氟尿嘧啶 + 左亚叶酸钙" 方案化疗（剂量：L-CF0.35g ivgtt d1，5-Fu 0.7g iv d1，5-Fu 4.00g WLB48h；同期联合靶向：Cet 1.0g ivgtt d1；q2W）。

3 后续随访情况

维持治疗 12 周期及停药半年后（2020-09-18）复查：肺结节持续 PR；RPLN：持续 PR 至 SD；肝脏、盆腔未见复发、转移。

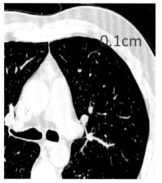 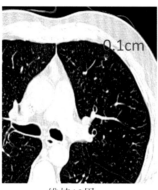 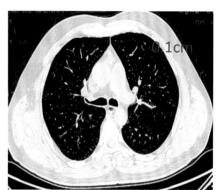

靶向12周　　　　　　　维持12周　　　　　　　停药6月后复查

图 17　肺结节持续 PR

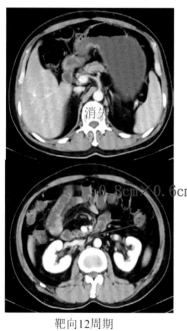 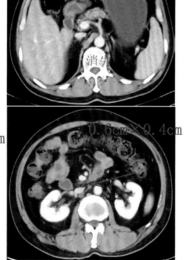 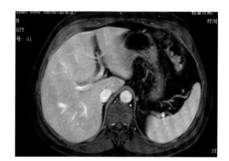

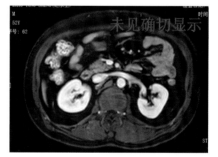

靶向12周期　　　　　　维持12周期　　　　　　停药6月后复查

图 18　RPLN 持续 PR 至 SD

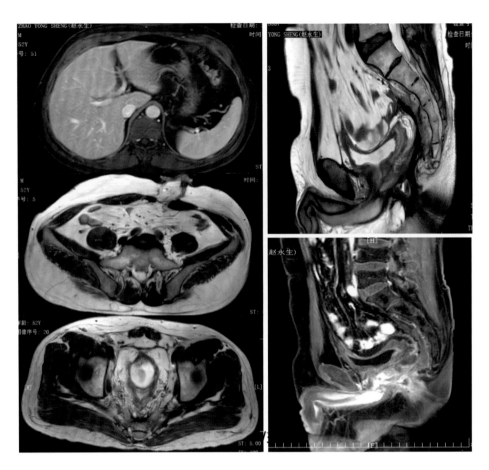

图 19　肝脏、盆腔未见复发 / 转移（2020-09-18）

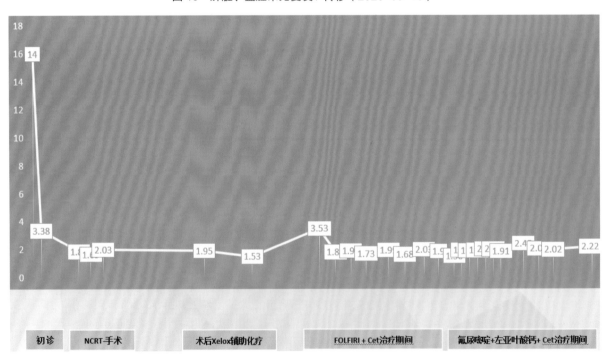

图 20　治疗期间肿标（CEA）变化

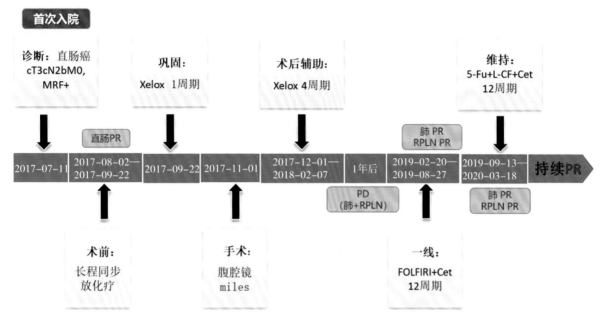

图 11　病例治疗过程回顾

4　回顾和点评

本病例为一例低位局部进展期直肠癌行规范术前长程同步放化疗降期后成功完成根治性手术，但术后出现肺、腹膜后、膈脚区多发肿大转移淋巴结转移患者。在前期治疗过程中，患者规范治疗获益，肿瘤明显缩小，但遗憾的是患者归属到根治性术后 5 年内 30% ~ 50% 复发的预后不良患者。这位患者因术后辅助化疗副反应，未能完成半年的围手术期辅助化疗，也并未按我们所期望的定期随访进行随访，因此术后 1 年出现了全身多处的转移。患者 KRAS、NRAS、BRAF、PIK3CA 均为野生型，病情进展后选择标准抗 EGFR（西妥昔单抗）联合一线 FOLFIRI 治疗。一线治疗有效，维持治疗有效。

从这个病例当中我们可以进一步思考以下几点：

（1）该患者术前 MRF（+），EMVI（+），直肠系膜内淋巴结阳性，术后 T3、脉管内癌栓及癌组织侵犯神经等均说明该患者复发转移高危。对 Ⅱ 期和 Ⅲ 期结直肠癌根治术后患者进行规范的随访至关重要。就这例患者而言，如果能定期随访，更早发现转移，或许还有根治机会，治疗策略及转归结局可能会发生改变。该患者术后辅助治疗中因出现外周神经毒副反应，术后仅行 4 次辅助化疗（CapeOx），这印证了传统"三明治"治疗（术前同步放化疗［CRT］－全直肠系膜切除术［TME］－术后化疗）模式的利弊。在 RAPIDO、PORODIGE23、OPRA 及丹麦 WW2 等临床研究结果证实该模式可以显著降低局部复发率，但却没能改善远期生存，其中一个重要原因就是在同期放化疗（chemoradiotherapy，CRT）和全直肠系膜切除术（total mesorectal excision，TME）之后，术后辅助化疗完成度很低。对于该患者，我们不足之处在于联合化疗中卡培他滨使用剂量强度稍高。当然，该例患者副反应表现为外周神经毒性，应该来自奥沙利铂。数据显示在接受奥沙利铂化疗的患

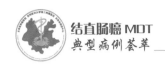

者中，约90%会出现不同程度的神经毒性。周围神经毒性分为急性和慢性。急性神经毒性通常发生在较低累积剂量时，主要表现为急性手足部的麻木，往往在接触冷感物体时触发或者加重；通常发生在奥沙利铂治疗后的几个小时内，在结束治疗后数小时或数日完全恢复。而慢性神经毒性，通常和奥沙利铂的剂量累积有关，可引起长达数月甚至一年的手足麻木，并引起神经系统的功能障碍。临床上会经常看到，许多患者因慢性神经毒性而拒绝继续化疗，使得化疗疗效受限。因此，强化术前治疗，全程新辅助治疗（total neoadjuvant therapy，TNT）治疗应运而生。这种治疗模式提高了全身治疗的剂量强度，其中甚至包括了PRODIGE 23研究中的术前的三药FOLFIRINOX化疗。TNT把术后完不成的全身化疗提前到术前来进行，相较传统"三明治"模式中的术后辅助化疗，术前新辅助化疗完成度明显提高。在前述所有研究中治疗组的新辅助化疗完成度均在95%以上，最终研究结果显示明显减少了远处转移，提高了生存率。因此该患者如果选择TNT，可能能增加全身治疗完成度，降低肿瘤相关治疗转移复发事件。

（2）该患者在标准一线治疗后选择了"Cet+氟尿嘧啶+左亚叶酸钙"方案维持治疗。维持治疗是指一线治疗一段时间后，达到最佳疗效且处于疾病稳定状态时，采用低强度、低毒性的药物持续治疗。大量临床研究显示，对于初始化疗或化疗联合靶向药物治疗获益的转移性结直肠癌（metastatic colorectal cancer，mCRC）患者，维持治疗可延缓症状复发或进展，在延长患者PFS的同时，可明显减少不良反应，提高患者的生活质量。在OPTIMOX-1研究、OPTIMOX-2研究结果中显示，维持治疗组患者的疾病控制时间（duration of disease control，DDC），无进展生存期（progression free survival，PFS）和总生存期（overall survival，OS）均优于间歇治疗组，与持续治疗和间歇治疗两种模式相比，一线治疗后的维持治疗对于mCRC患者是非常必要的，是适合多数患者的一种治疗策略。2016年在中山大学附属肿瘤医院徐瑞华教授的领导下，集合国内多位专家的意见与建议，形成了中国首个晚期结直肠癌维持治疗的专家共识，并全文发表在《中国癌症杂志》上。在维持治疗方案的选择上，对于化疗联合靶向药物治疗有效的mCRC患者，推荐靶向药物联合低毒的化疗药物（氟尿嘧啶类）维持治疗。目前，贝伐单抗联合卡培他滨维持治疗的证据最为明确。对于一线治疗阶段仅使用化疗药物的患者，可以单用低毒性的化疗药物维持治疗。卡培他滨单药维持的证据最为充分明确，且在我国mCRC人群中得到了充分验证。口服卡培他滨单药维持治疗在便利性方面更有优势，也有利于提高患者的依从性。而两种或以上的靶向药物联合维持并没有明显的获益，反而增加了不良反应程度，因此不建议EGFR和VEGF靶向药物联合治疗。就本病例而言，RAS野生型转移性结直肠癌的维持治疗选择"Cet+氟尿嘧啶+左亚叶酸钙"方案维持治疗是否是最佳选择？在MACRO-2研究中，接受FOLFOX+西妥昔单抗治疗8个周期的患者继以西妥昔单抗单药维持治疗或FOLFOX+西妥昔单抗持续治疗，结果显示西妥昔单抗维持治疗的效果也不劣于持续治疗，两组在中位无进展生存期（median progression free survival，mPFS）、中位生存期（median overall survival，mOS）、客观缓解率（objective response rate，ORR）和9个月PFS比例均无统计学差异，提示西妥昔单抗可作为单药维持治疗选择。2019年研究者报告的Ⅱ期VALENTINO试验的结果，RAS野生型MCC患者接受了8个周期的FOLFOX一线化疗联合帕尼单抗治疗，被随机分配接受以下两种维持治疗之一：帕尼单抗单药治疗或帕尼单抗联合化疗（输入5-FU和亚叶酸钙）。10个月时，帕尼单抗单药维持治疗的PFS（主要终点）比帕尼单抗联合化疗维持治疗的PFS要短；中位随访18个月时，帕尼单抗单药治疗与帕尼单抗联合化疗的OS相似（62.4%和66.4%）。这些结果提示持续接受化疗联合靶向治疗可获得优于单独靶向治疗的疾病控制效果，但似乎 OS 并未获得明显改善。近年，国内单中心探索性研究结果显示：使用西妥昔单抗联合 FOLFIRI 一线治疗有效后，沿用西妥昔单抗联合伊立替康维持并逐渐过渡到西妥昔单抗单药维持治疗，西妥昔单抗单药的维持治疗可有效延长无治疗失败生存时间且安全性、耐受性良好，并且在西妥昔单抗单药维持进展后经再引入一线联合治疗方案可使患者再次获益。一项多中心、单臂、Ⅱ期前瞻性临床试验研究结果证实，减量的卡培他滨联合西妥昔单抗获得了良好的临床结局，维持期 mPFS 7.2 个月，总体 PFS 12.7 个月，mOS 27.4 个月，且不良反应（adverse effect，AE）可耐受。因此，西妥昔单抗联合卡培他滨是 RAS 野生型 mCRC 患者的一种新型维持治疗选择。综合国内外文献与临床研究，目前对于 RAS 野生型 mCRC 患者维持治疗仍存在着一些困惑没有解决，如 PFS 延长、OS 鲜见延长的困惑，单药抗 EGFR 最佳或联合化疗更佳，仍需要临床进一步探索研究和验证。

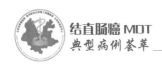

病例 3　家族腺瘤性息肉病癌变伴同时性肝转移

1　初诊情况

患者普某，男，55 岁，彝族，云南楚雄人，因"大便不成形 1 年，腹痛、腹胀半年余"于 2019 年 9 月 15 日在外院就诊，行肠镜提示"乙状结肠占位"，2019 年 9 月 30 日首次就诊于我院。查体：全身浅表淋巴结无肿大；心肺腹（－）。肛周未见异常，K-C 位距肛缘 3～7cm 直肠黏膜均可触及多发息肉，质软，指套无血染。入院评估：BMI 16.6kg/m²；BSA 1.638m²；ECOG 评分：0 分；NRS 1 分；ADL I 级。既往史：结直肠多发息肉摘除史；家族史：父亲因"结肠癌"病故。

入院后完善相关辅助检查：肿瘤标记物：CEA：146.78 μg/L，CA-242：1kU/L，CA19-9：1.02kU/L，AFP：1.65μg/L。我院肠镜（2019-09-27/图 1）：肛门缘内约 15cm 乙状结肠见壁黏膜呈结节菜花样隆起、充血水肿糜烂，肠腔狭窄内镜不能通过；肛门缘内 10cm 处见一大小约 1.2cm×1.0cm 的短蒂息肉，表面分叶充血水肿明显；肛门缘内约 3cm 直肠以上肠段见黏膜满布息肉样结节。肠镜诊断：①乙状结肠占位病变并不完全性肠梗阻，性质待病理检查（多考虑恶性）；②结直肠多发息肉（多考虑 FAP）。病理诊断（图 2）：（乙状结肠，活检）黏膜内癌。盆腔 CT（2019-09-25/图 3）：乙状结肠范围约 6.0cm 肠壁增厚，最厚处约 2.5cm，病变环绕肠周径约 1/2 周，肿瘤突破固有肌层，侵犯肠周脂肪间隙，并累及邻近腹膜，局部肠腔狭窄并结肠不全性肠梗阻；肠周见 3 枚淋巴结，最大者约 0.9cm×0.5cm（cT4aN1）；结直肠腔内见多发息肉，大者约 1.5cm×1.0cm。盆腔 MRI（2019-09-28/图 4）：乙状结肠范围约 6.0cm 肠壁增厚，最厚处约 2.3cm，病变环绕肠周径大于 1/2 周，病灶累及邻近腹膜，局部肠腔狭窄伴结肠不全性肠梗阻；肠周见 3 枚淋巴结，最大 0.9cm×0.5cm（cT4aN1）。上腹部 CT（2019-09-25/图 5）：肝脏多发转移瘤，最大者位于 S7 段，大小约 1.9cm×1.8cm。上腹部 MRI（2019-09-29/图 6）：肝脏多发转移瘤（8 个），最大者位于 S7 段（大小约 2.0cm×1.7cm），与肝右静脉分界不清。

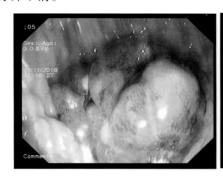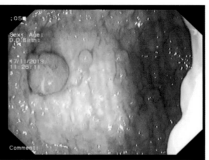

图 1　初诊肠镜（2019-09-27）

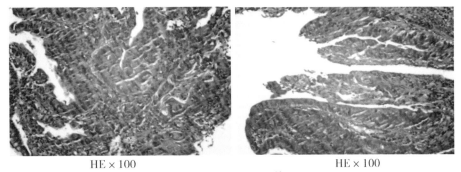

HE × 100　　　　　　　　　　　　　　　HE × 100

图 2　病理 HE 图片

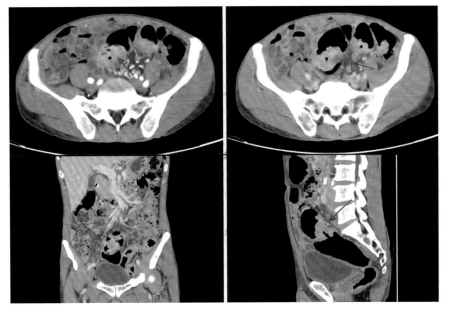

图 3　初诊腹盆腔 CT（2019-09-25）

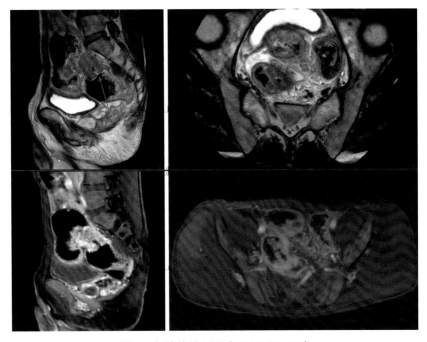

图 4　初诊盆腔 MRI（2019-09-28）

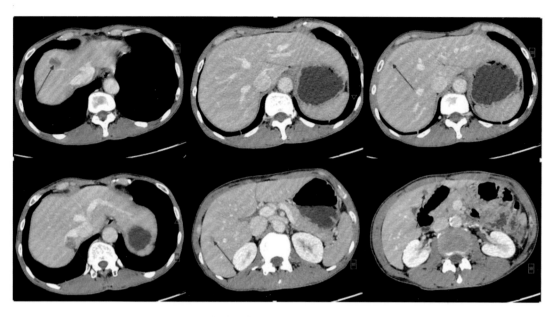

图 5　初诊上腹部 CT（2019-09-25）

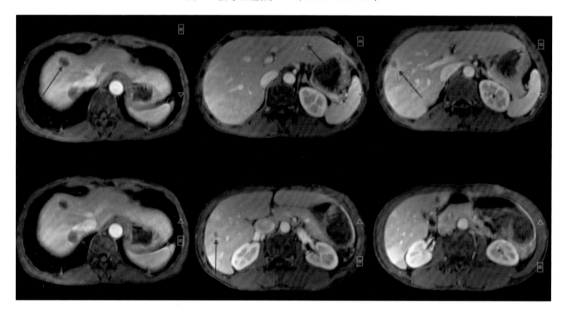

图 6　初诊上腹部 MRI（2019-09-29）

2　诊疗经过

2.1　第一次 MDT 讨论及治疗情况

2.1.1　第一次 MDT 讨论（2019-10-07）

讨论科室：影像科、结直肠外科、肝胆外科、肿瘤内科、放疗科：

（1）初始及可切除性评估

影像科：①乙状结肠癌评估为 cT4aN1；②肝脏 MRI 评估为肝脏多发转移瘤，共 8 个，最大者长径约 2.0cm（S7 段），综合评估为转移性肠癌（mCRC）。

结直肠外科：肠镜及活检提示家族性腺瘤性息肉病（Familial adenomatous polyposis，FAP）可能、乙状结肠腺癌；结合患者腹痛、腹胀及肠腔狭窄征象，提示患者存在不全性肠梗阻，建议一期切除肠道肿瘤，后期再全身或局部治疗肝转移病灶。

肝胆外科：肝转移外科技术上可切除，但转移灶数目太多、累及肝段较多，手术难度（S7 段转移灶侵犯肝右静脉可能）较大。

肿瘤内科：初始评估 CRS 评分 3 分，但肝转移瘤体积不大；若无肠梗阻，可完善基因检测后行标准两药联合靶向治疗；但现有肠梗阻表现，可先行手术切除原发灶。

放疗科：乙状结肠腺癌，位置较高，且存在肠梗阻，不建议行放疗。

讨论总结：

诊断：①不全性肠梗阻；②乙状结肠癌同时性肝转移（cT4aN1M1a ⅣA 期）；③FAP 可能。

治疗：一期切除肠道肿瘤，完善基因检测后行全身系统性治疗；根据转化是否成功以决定肝转移瘤后续治疗。

（2）治疗目标：NED。

（3）治疗方案：全结、直肠切除术。

2.1.2 第一次 MDT 讨论后治疗经过

2.1.2.1 手术

2019 年 10 月 9 日全麻下行"全结、直肠切除术 + 回肠、肛管吻合术"。

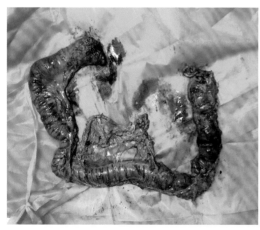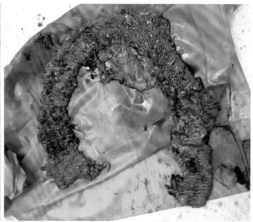

图 7 术后标本（2019-10-09）

术后病理（2019-10-16/ 图 8）：肉眼所见："全结肠"肠管切除标本一段，长 70cm，一切缘周径 5cm，另一切缘周径 5cm，肠管黏膜面布满息肉（＞ 100 枚），最大息肉直径 1.5cm；于距一切缘 13cm 处见一菜花样、隆起型肿块，大小 3cm×2.5cm×0.8cm，切面灰白实性质中；肠系膜触及淋巴结数枚。另附阑尾一根，长 4cm，直径 0.5cm；网膜组织一堆，总积 5cm×4cm×1cm。病理诊断：①〈"乙状结肠"〉腺癌，高—中分化，癌组织浸润肠壁全层，灶性突破浆膜层；见脉管侵犯，未见神经侵犯；两切缘未见癌侵及；肠系膜淋巴结（1/28）见癌转移；②〈"肠黏膜面息肉"〉管状腺瘤（多枚），部分腺上皮高级别上皮内瘤变（含黏膜内癌）；③大网膜、阑尾均未见癌侵及，为慢性炎改变。

微卫星状态检测（图9）：MSS型。基因检测（图10）：RAS/BRAF 野生型。APC（图11）：APC 突变。

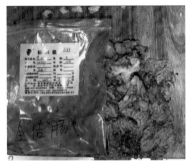 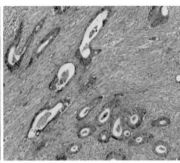 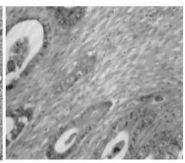

| HE×40 | HE×100 |

图 8　术后病理 HE 图片（2019-10-16）

检测项目	位点	稳定性	检测结果
MSI	NR21	稳定	**MSS** 微卫星稳定
	NR24	稳定	
	NR27	稳定	
	NAV1	稳定	
	ATP6V0E1	稳定	
	GPR126	稳定	
	RNF112	稳定	
	HSPH1	稳定	
	EWSR1	稳定	

图 9　微卫星状态检测

检测项目		检测结果	结果提示
基因名称	位点		
KRAS	2 号外显子	未突变	KRAS、NRAS、PIK3CA、BRAF 基因经检测为未突变，增加对 anti-EGFR antibodies（cetuximab 西妥昔单抗、panitumumab 帕尼单抗）的敏感性
	3 号外显子	未突变	
	4 号外显子	未突变	
NRAS	2 号外显子	未突变	
	3 号外显子	未突变	
	4 号外显子	未突变	
BRAF	15 号外显子	未突变	
PIK3CA	9 号外显子	未突变	
	20 号外显子	未突变	
UGT1A1	UGT1A1*28	6/6TA 基因型	患者使用伊立替康治疗产生毒副作用的风险较低

图 10　基因突变检测

基因	碱基改变	频率/拷贝数
TP53	exon5:c.490_491insTGTAGA	29.3%
APC	exon16:c.4189_4190delGA	30.56%
ERBB2基因扩增	ND	16.7倍

注：ND：本次检测未发现相关变异/药物

　　APC是一种抑癌基因，编码腺瘤性结肠息肉病蛋白（adenomatous polyposis coli，APC）。APC蛋白的主要作用是与β连环蛋白（β-catenin）和E钙黏蛋白（E-cadherin）相互作用，进而影响细胞黏附及细胞间信号传递，是β连环蛋白的负性调节子。APC 胚系突变常见于家族性腺瘤性息肉病（FAP），该基因的检测有助于家族性消化道息肉或肿瘤的预防。现已知 APC在多种肿瘤中存在缺失或突变。

图 11　APC 基因检测

　　术后诊断：①乙状结肠高—中分化腺癌伴同时性肝转移；②FAP；③全结、直肠切除术后pT4aN1aM1a Ⅳ A 期；全 RAS/BRAF 野生型；MSS；APC 突变。

2.1.3　术后复查

　　盆腔 CT（2019-11-06/ 图 12）：乙状结肠术后改变。

　　盆腔 MRI（2019-11-07/ 图 13）：乙状结肠癌术后改变，盆腔少量积液。

　　腹部 CT（2019-11-06/ 图 14）：肝脏多发转移瘤，最大者位于 S7 段（大小约 2.6cm×2.1cm），病灶较前增多、增大（PD）。

　　上腹部 MRI（2019-11-08/ 图 15）：肝脏多发转移瘤（10 个），最大者位于 S7 段（大小约2.7cm×2.2cm），与肝右静脉分界不清；病灶较前增多、增大（PD）。

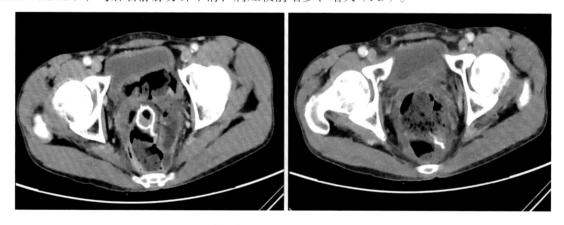

图 12　术后复查：盆腔 CT（2019-11-06）

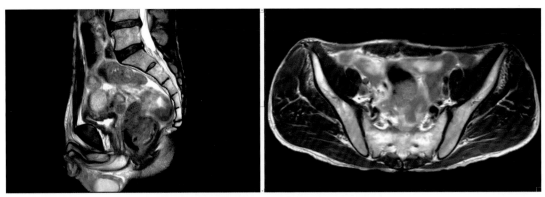

图 13　术后复查：盆腔 MRI（2019-11-07）

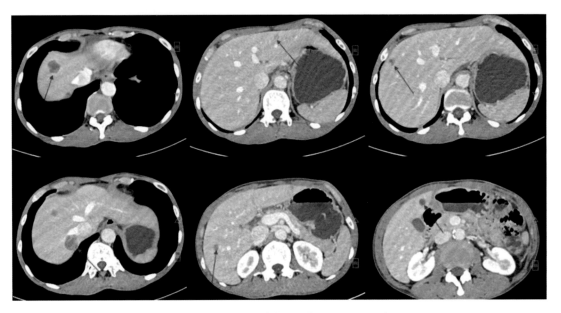

图 14　术后复查：腹部 CT（2019-11-06）

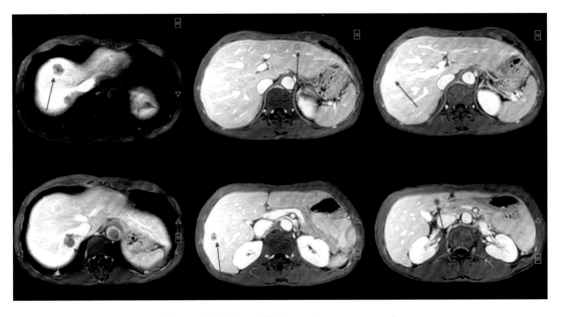

图 15　术后复查：上腹部 MRI（2019-11-08）

2.2　第二次 MDT 讨论及治疗情况

2.2.1　第二次 MDT 讨论（2019-11-09）

讨论科室：影像科、结直肠外科、肝胆外科、肿瘤内科、放疗科、微创介入科

（1）治疗后评估

影像科：①全结、直肠切除术后；②肝脏 MRI 评估为肝脏多发转移瘤，共 10 个，最大直径约 2.7cm（S7 段），较基线水平病灶增多、增大，影像学评估为 PD。

结直肠外科：全结、直肠切除术后，未见局部复发。

肝胆外科：LM 外科技术上可切除，但疾病进展，提示肿瘤生物学行为较差，为术后高危复发风险，不建议此刻手术。

肿瘤内科：初诊至今 1 月余，CEA 由 146.78μg/L 升高至 267.50μg/L，肝脏病灶进展，CRS 评分 4 分，提示肿瘤生物学行为不良；因原发灶位于左半，全 RAS/BRAF 野生型，且转移瘤负荷不大，故建议标准两药 + 靶向（Cet），评估化疗敏感性，同时给予一个观察时间窗——"生物学等待窗"，更客观、最大化筛选肿瘤生物学行为；待最大化控制肿瘤后再手术，争取达到 NED，并能降低术后早期复发，以期获益最大化。

放疗科、微创介入科：以全身系统性治疗为主，不建议此刻行局部治疗。

（2）讨论总结：①先行新辅助治疗；②治疗目标：NED；③治疗方案：mFOLFOX6+Cet。

2.2.2　第二次 MDT 讨论后治疗经过

2.2.2.1　化疗联合靶向（mFOLFOX6+Cet）治疗

2019 年 11 月 11 日、2019 年 11 月 26 日、2019 年 12 月 9 日、2020 年 1 月 2 日行 4 个周期 mFOLFOX6+Cet 方案化疗（剂量：L-OHP：120mg ivgtt d1，L-CF0.3g ivgtt d1，5-Fu0.625g iv d1，3.75g WLB 48h；Cet 800mg ivgtt；q2W）。

3 周期后复查：疗效达 PR。

盆腔 CT（2019-12-29/ 图 16）：乙状结肠术后改变。

盆腔 MRI（2019-12-30/ 图 17）：乙状结肠术后改变。

腹部 CT（2019-12-29/ 图 18）：肝脏多发转移瘤，最大者位于 S4 段，大小约 1.9cm×1.6cm，病灶较前减少、缩小（PR）。

上腹部 MRI（2019-12-31/ 图 19）：肝脏多发转移瘤（6 个），最大者位于 S4 段，大小约 1.9cm×1.6cm，病灶较前减少、缩小（PR）。

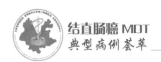
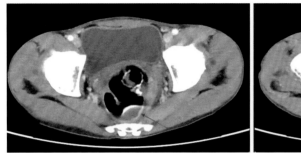
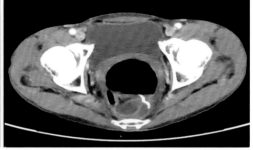

图 16　3 周期后复查：盆腔 CT（2019-12-29）

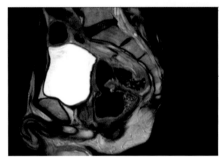
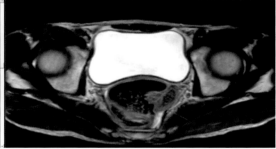

图 17　3 周期后复查：盆腔 MRI（2019-12-30）

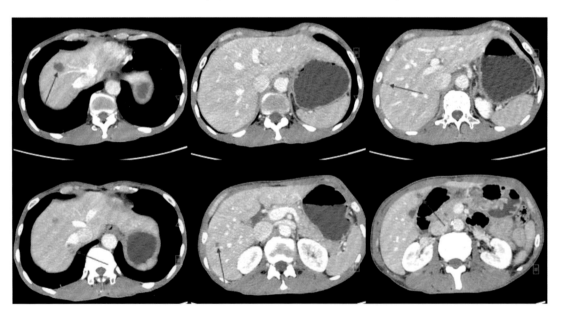

图 18　3 周期后复查：腹部 CT（2019-12-29）

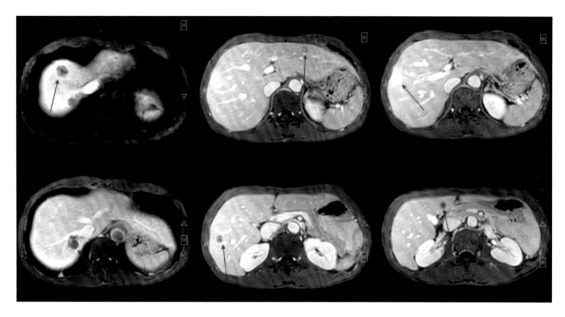

图 19 3 周期后复查：上腹部 MRI（2019-12-31）

4 周期后外院复查：SD。

外院腹部 CT/MRI（2020-02-03/04/ 图 20）：肝脏多发转移灶（3 个），S7 段病灶与肝右静脉分界不清。

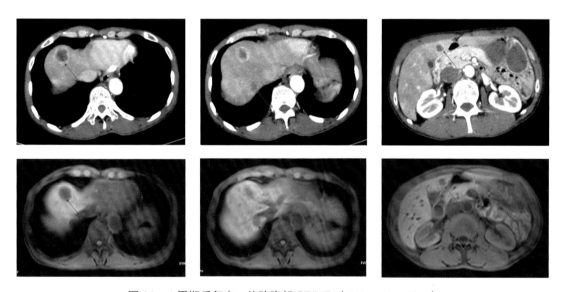

图 20 4 周期后复查：外院腹部 CT/MRI（2020-02-03/04）

2.3 第三次 MDT 讨论及治疗情况

2.3.1 第三次 MDT 讨论（2020-02-05）

讨论科室：影像科、结直肠外科、肝胆外科、肿瘤内科、放疗科、微创介入科。

（1）治疗后评估：肝转移灶数目较全身治疗前明显减少（由 10 个减少为 3 个，S7 段 1 个，S4 段 2 个）、缩小，CEA 由 267.50μg/L 降至 65.35μg/L，疗效评估 PR，且渐趋于 SD。综合评估为可达

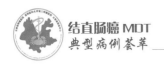
到 NED 的 mCRC。

（2）可切除性评估：肝脏多发转移灶经治疗后剩余 3 个病灶，多数影像学上消失；综合评估为外科技术上可切除、为最佳手术切除时机，但需术中联合超声定位避免遗漏肝脏微小转移灶。

（3）治疗目标：NED。

（4）治疗方案：外科手术切除。

2.3.2　第三次 MDT 讨论后治疗经过

2.3.2.1　手术

2020 年 2 月 7 日全麻下行"肝肿瘤及肝部分切除术 + 胆囊切除术（联合术中超声）"。

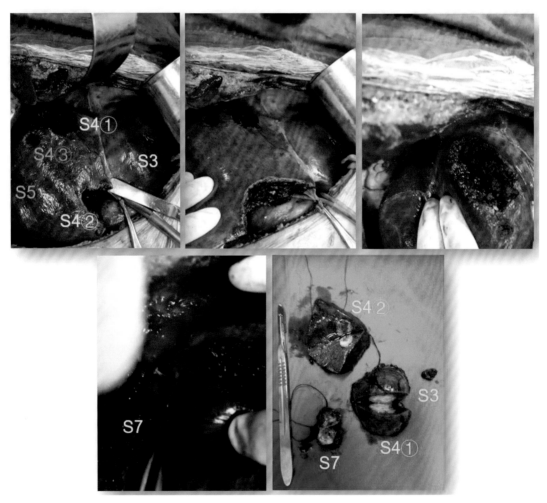

图 21　肝肿瘤及肝部分切除术 + 胆囊切除术

肝转移瘤术后病理（图 22）：（肝肿瘤共 4 枚）见高—中分化腺癌（结合临床病史及免疫组化，支持肠腺癌肝转移）；伴癌细胞退变改变，局灶间质见黏液变性，炎细胞浸润，灶性组织细胞集聚。免疫组化（Immunohistochemistry，IHC）：CK20（+），Villin（+），CDX2（+），CK7（−），CK18（+），CK19（+），CD34（−），Hepar-1（−），Glypian-3（−），Ki67（+，约 30%）。

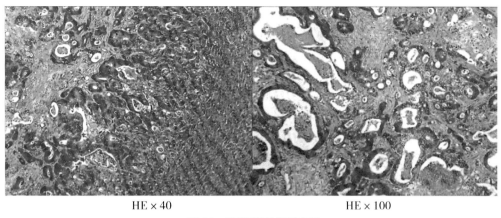

HE × 40　　　　　　　　　　　HE × 100

图 22　肝转移瘤术后病理

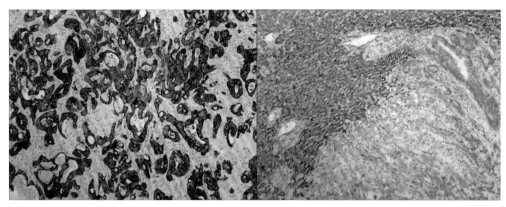

IHC CK20　　　　　　　　　　IHC Hepar-1

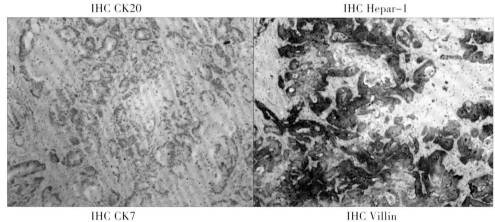

IHC CK7　　　　　　　　　　IHC Villin

图 23　肝转移瘤术后病理 HE 及 IHC 图片

术后 3 周复查 CT（2020-02-28/ 图 24）：腹盆腔 CT：肝脏部分切除术后改变；直肠术后改变，吻合端局部壁稍增厚。

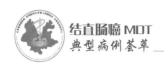

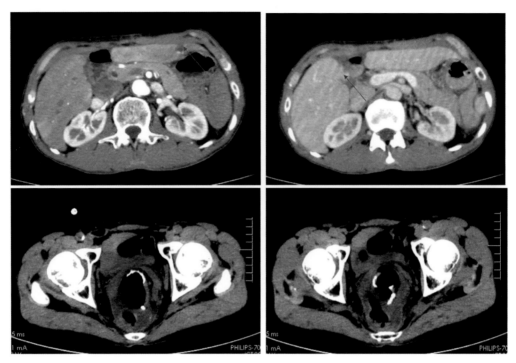

图 24　术后 3 周复查：腹盆腔 CT（2020-02-28）

肝转移术后治疗：

2.3.2.2　mFOLFOX6+Cet 方案化疗 8 个周期

2020 年 3 月 3 日、2020 年 3 月 18 日、2020 年 4 月 2 日、2020 年 4 月 16；2020 年 5 月 5 日、2020 年 5 月 20 日、2020 年 6 月 6 日、2020 年 6 月 22 日行 mFOLFOX6+Cet 方案化疗 8 个周期（剂量：L-OHP：120mg ivgtt d1，L-CF0.3g ivgtt d1，5-Fu0.625g iv d1，3.75gWLB 48h；Cet 800mg ivgtt；Q2W）。

治疗期间肿瘤标志物 CEA 变化（图 25）：CEA 水平在治疗后得到了较好的控制且在正常范围。

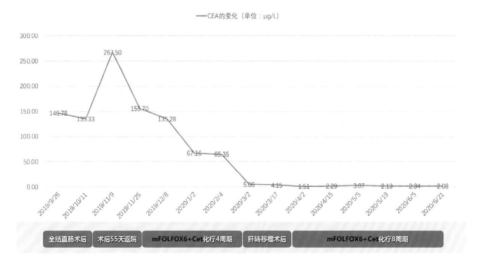

图 25　治疗期间肿瘤标志物 CEA 变化

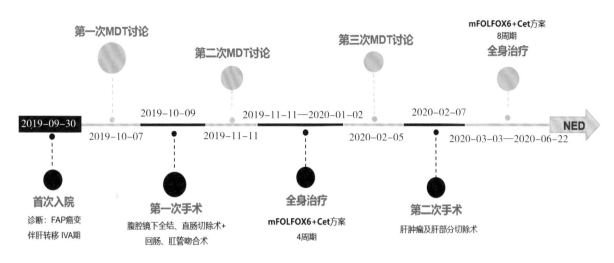

第一次MDT讨论

第二次MDT讨论

第三次MDT讨论

mFOLFOX6+Cet方案
8周期
全身治疗

2019-09-30

2019-10-07

2019-10-09

2019-11-11

2019-11-11—2020-01-02

2020-02-05

2020-02-07

2020-03-03—2020-06-22

NED

首次入院

诊断: FAP癌变
伴肝转移 IVA期

第一次手术

腹腔镜下全结、直肠切除术+
回肠、肛管吻合术

全身治疗

mFOLFOX6+Cet方案
4周期

第二次手术

肝肿瘤及肝部分切除术

图 26　病例治疗过程回顾

3　后续随访情况

术后 1 年复查 CT（2021-02-07/ 图 27）/MRI（2021-02-09/ 图 28）：肝脏部分切除术后改变；乙状结肠切除术后改变。内镜所见（2021-02-08/ 图 29）：直肠：进镜至肛门约 3cm 处见吻合口，吻合口黏膜光滑，吻合口小肠见片状黏膜充血、糜烂，NBI 染色腺管扩张。继续进镜至肛门约 20cm 小肠黏膜光滑，退镜。

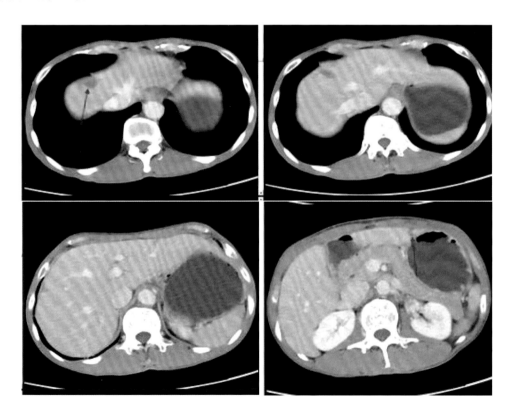

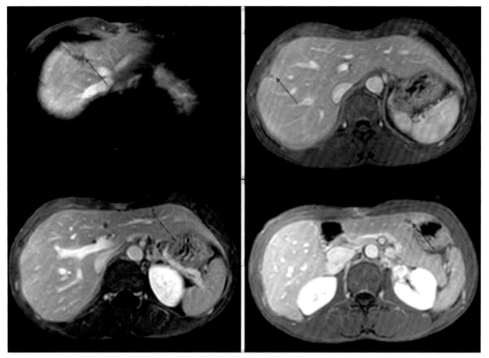

图 27　术后 1 年复查：腹盆腔 CT/MRI（2021-02-07）

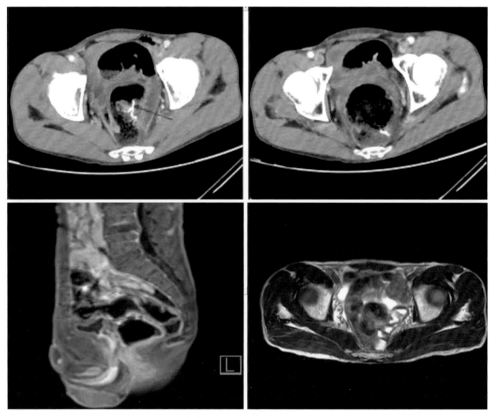

图 28　术后 1 年复查：盆腔 CT/MRI（2021-02-09）

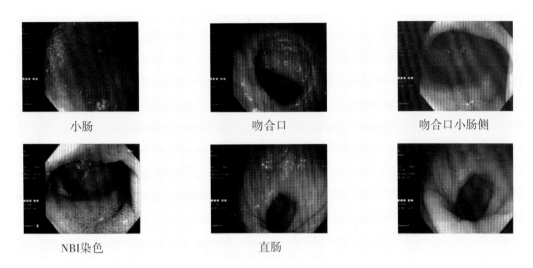

小肠　　　　　　　吻合口　　　　　　　吻合口小肠侧

NBI染色　　　　　　　直肠

图 29　术后 1 年复查：内镜（2021-02-08）

4　回顾和点评

本病例为一例乙状结肠癌同时性肝转移（cT4aN1M1a Ⅳ A 期）合并不全性肠梗阻，FAP 患者。该患者首诊时合并不全性肠梗阻，肠腔狭窄内镜不能通过，即将出现肠梗阻，既往有多发结直肠息肉切除史，及家族史，入院肠镜可见肠段黏膜满布息肉样结节。本团队第一次 MDT 讨论，就确定了先行原发灶切除，维持消化道通畅，再考虑全身治疗的治疗策略。虽然初始肝脏多发转移，转移灶数目多、累及肝段多，手术难度（S7 段转移灶侵犯肝右静脉可能）大，但外科技术可切除，因此治疗目标仍定位 NED。患者术后病理 APC 基因检测突变，结合家族史，诊断 FAP。术后患者肝脏病灶一度进展，但经历了肝手术 mFOLFOX6+Cet 4 个周期治疗，肿瘤控制极佳，完成了肝转移病灶根治性手术，及术后 mFOLFOX6+Cet 8 个周期辅助治疗，最终达到了 NED、目前治愈的治疗目标。

从这个病例当中我们可以进一步思考以下几点：

（1）患者既往有多发结直肠息肉切除病史，有家族史，即使没有诊断 FPA，占据了两个结直肠癌的高危因素，如果多发结直肠息肉切除术后患者能严密随访，或许患者结局不同。许多研究表明，有腺瘤的结直肠癌黏膜较无腺瘤的正常黏膜癌变的可能性高 100 倍。结直肠腺瘤患者在初次发现腺瘤摘除后，有 30%～50% 的患者日后又将发生腺瘤，该患者作为结直肠的高危患者，就应该在息肉切除治疗后严密随访。

（2）本例患者"结肠癌"术后病检提示肠管黏膜面布满息肉（> 100 枚），多枚管状腺瘤，部分腺上皮高级别上皮内瘤变（含黏膜内癌），APC 基因检测提示突变，诊断 FAP。那么什么是 FAP 呢？FAP 是一种常染色体显性遗传疾病，大约有 67% 的患者可检测到 APC 基因的突变，其临床特点为好发于青年，胃肠道黏膜存在大量腺瘤性息肉，数量可达成百上千，是一组可累及胃肠道外多个器官的病变的综合征。常见的临床表现是便血、腹泻，有时可有腹痛、黏液便，甚至可以有贫血以及体重减轻。FAP 综合征包括 FAP、轻表型 FAP（AFAP）以及 MUTYH 相关息肉（MAP）等。典型 FAP 综合征患者如果不治疗，几乎 100% 会进展为结直肠癌，此外，这些患者发生结肠外恶性肿瘤的风险也升高。据美国消化内镜学会（ASGE）发布的内镜在 FAP 中的应用指南，建议对于临床息

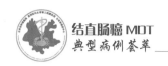

肉病患者（定义为单次内镜检查发现 10 个或更多腺瘤，或累积发现 20 个或更多腺瘤的患者）进行遗传咨询和检测。对于确诊息肉综合征患者的所有一级亲属，建议进行遗传咨询和检测。怀疑 FAP 者在 10~12 岁以及怀疑 AFAP 和 MAP 在 18~20 岁行 APC 基因检测，有条件建议基因检测包括 APC 基因和 MUTHY 基因。对于 FAP 患者，结肠镜监测建议每隔 1~2 年进行。就 FAP 治疗而言，目前没有更多的进展，如果是结肠息肉大于 100 枚且呈弥漫性分布，建议行外科手术切除整个结肠。也有报道，对于全结肠息肉小于 100 枚的患者通过定期复查、分批次息肉切除、长期随访，也是一种可选择的方案，前提是息肉数量有限。25 岁之后 FAP 患者还应定期随访相关肠外肿瘤。FAP 是公认的癌前病变，若不及时治疗，几乎癌变率 100%。癌前期病程的长短不一，平均为 10 年，其严重性不仅在于癌变率高，而且癌变常不止一处，为多中心。因此重视家族型腺瘤息肉病，重视 FAP 随访和家系管理，及时筛查，早发现、早治疗，以绝后患。

（3）该例患者在经历了原发灶手术后出现了肝脏病灶进展，LM（10 个）外科技术上可切除，但疾病进展迅速，CRS 评分高，均提示肿瘤生物学行为较差，为术后高危复发风险。在此定义为转化治疗还是新辅助治疗其实是有争议的。鉴于随机对照研究 NEW EPOC 结果披露，术前 3 个月的 FOLFOX 联合西妥昔单抗对比单纯 FOLFOX 新辅助化疗治疗初始可切除 CRLM，西妥昔单抗联合 FOLFOX 并没能带来额外的生存获益，当研究观察到比预期要少一半的终点事件发生时，联合西妥昔单抗组无进展生存时间显著缩短，研究提前终止，这使得 ESMO 和 NCCN 指南都做出了更改。化疗联合靶向治疗在新辅助治疗中仍缺乏大型随机对照研究结果，在《2020 版 CSCO 结直肠癌诊疗指南》中初始可切除转移性结肠癌新辅助治疗并未推荐靶向联合化疗。初始可切除 CRLM 术前新辅助化疗是否应该加入靶向药物，建议采纳 ESMO 的策略进行个体化分析，对于外科技术上容易切除且肿瘤生物学行为比较好的患者，不主张联合靶向药物；而对于外科切除复杂以及肿瘤生物学行为差的（如肝转移病灶＞5 个或临床危险评分高危）患者，可尝试更加积极的治疗方案如化疗联合靶向药物（左半结肠且 RAS/BRAF 野生型，联合西妥昔单抗；RAS 突变型或右半结肠且 RAS/BRAF 野生型，联合贝伐珠单抗）。但目前尚无高级别循证医学证据，未来有必要开展前瞻性随机对照研究。

（4）反观在 KRAS 野生型的初始不可切除单纯肝转移（Liver-limited disease，LLD）患者转化治疗中，中国的四期 RCT 研究 BELIEF，在 FOLFOX/FOLFIRI 化疗方案基础上加入西妥昔单抗，在显著增加了 R0 切除率（25.7% vs 7.4%，$P < 0.01$）之外，ORR、OS、PFS 也显著改善。此外，CRYSTAL、CELIM、OPUS 及 APEC 结果也支持经典化疗方案和西妥昔的联用能够提高患者的 R0 切除率。此外，在 CYSTAL 和 OPUS 研究中，非 LLD 的 KRAS 野生型 mCRC 患者也实现了 R0 切除率的提高，这提示一部分转移范围更广泛的晚期患者，仍有希望通过转化治疗获得充分的肿瘤退缩，从而使转移灶的 R0 切除成为可能。为获得更大的转化切除机会，对于原发肿瘤位于左半结肠的 RAS 野生型初始不可切除 CRLM 患者，在基础化疗方案上叠加抗 EGFR 单抗治疗应当是获益更多的优先选择。基础化疗方案的选择方面，对于经选择的耐受性较好的患者 FOLFOXIRI 三药化疗方案及其与西妥昔单抗的联用非常有希望进一步提高 RAS 野生型 CRLM 患者的转化切除率。就本例患者而言，最终通过 12 周期围手术期经典化疗方案和西妥昔的联用方案治疗，获得了肝脏 R0 手术机会，最终到达 NED，使患者获益最大化。

病例 4 直肠癌伴左侧髂血管旁淋巴结转移

1 初诊情况

患者邹某，女，39 岁，2015 年 9 月 11 日因"反复大便带血半年"首次就诊于我院。查体：全身浅表淋巴结未触及肿大，心肺腹（－）；直肠指检：距肛门 3cm 可触及菜花样、环形浸润肿块，指尖不容易通过，肿块占据直肠约 3/4 圈肠壁，肿块不规则，表面凹凸不平，边界清楚，质软韧硬，基底宽，无触痛，未能触及肿块上缘，大小约 2cm×2cm×2cm，指套血染。入院评估：BMI 21.88 kg/m²；BSA 1.67 m²；ECOG PS 评分：0 分；NRS 1 分；ADL Ⅰ级。既往史：无特殊。无手术外伤史，无食物药物过敏史，家族史：无特殊。

入院后完善相关辅助检查：肿瘤标记物：CEA：14.58μg/L，CA242：114.94kU/L，CA19-9：120.8kU/L，AFP：2.79μg/L。2015 年 9 月 5 日（外院）肠镜检查示：直肠占位性标本；病理诊断：腺癌。经直肠超声（2015-09-15）：距肛门 30mm 处直肠壁局限性环状不规则增厚，性质待查，考虑直肠癌（T4N？）。中、上腹 MRI（2015-09-15）：①肝、胆、胰、脾、双肾未见确切异常；②上中腹腹膜后未见肿大淋巴结。下腹、盆腔 MRI（2015-09-18/图 1）：①直肠中下段肠壁增厚，长约 6.2cm，下缘距肛缘约 3.9cm，病灶突破固有肌层外膜，肛提肌未见受累。直肠系膜内见多于 4 枚肿大淋巴结，最大者短径约 0.7cm。MRF（－），EMVI（＋），（T3N2）；②左侧髂血管旁多枚肿大淋巴结，最大者短径约 1.3cm，增强后不均匀强化，考虑淋巴结转移；③子宫体肌层内见多个短 T2 信号肌瘤；④宫颈多个纳氏囊肿，右附件区囊性肿块，考虑卵巢囊肿可能。

初始诊断：①直肠腺癌 cT3N2M0 Ⅲc 期；②左侧髂血管旁淋巴结转移；③子宫肌瘤；④宫颈纳氏囊肿；⑤右侧卵巢囊肿。

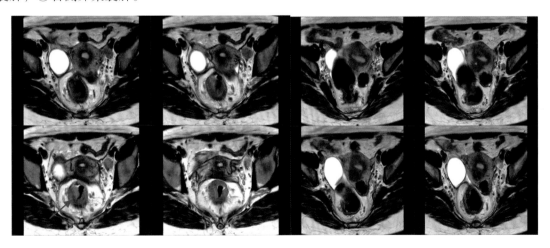

图 1 初诊盆腔 MRI（2015-09-18）

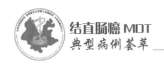
2 诊疗经过

2.1 第一次 MDT 讨论及治疗情况

2.1.1 第一次 MDT 讨论（2015-09-19）

讨论科室：影像科、结直肠外科、放射治疗科、肿瘤内科

（1）初始及可切除性评估：影像科综合评估患者系局部进展期直肠癌，根据 2013 年 ESMO 指南直肠癌复发风险评估，该患者评估为高危组，行术前新辅助治疗能提高 R0 切除率，使患者更能获益，故结合放疗科及肿瘤内科建议先行新辅助治疗。

（2）治疗目标：NED。

（3）治疗方案：术前同期放化疗后行根治性手术。

2.1.2 第一次 MDT 讨论后治疗经过

2.1.2.1 同期放化疗

2015 年 9 月 21 日至 2015 年 11 月 24 日期间：行"盆腔 200cGy/25F 普通照射"同期联合 Cape 化疗（1.25g Po Bid 5d/QW）。

同期放化疗结束后复查：PR。

放化疗结束后 5 周复查：腹部、盆腔 MRI（2015-11-25/ 图 2）：① DIS：直肠直肠中下段肠壁增厚，长约 5.6cm，病变较前稍缩小。T：病灶突破肌层（T3）。A：肛提肌未见受累。N：直肠系膜内见多于 3 枚肿大淋巴结（N1），较前稍缩小。MRF（-），EMVI（+）。疗效评估 SD。②左侧髂血管旁多枚淋巴结肿大，较前缩小。经直肠超声（2015-11-26）：距肛门 30mm 处直肠壁局限性环状不规则增厚，考虑直肠 Ca（T4N2？）。肠周异常实质回声，考虑淋巴结肿大。宫颈与阴道后方直肠区肠壁局限性不规则增厚，考虑符合肠癌超声改变。肠镜（2015-11-27）：距肛门 5cm 处直肠见四周结节状肿块突起，深部溃烂狭窄，镜头可勉强通过。

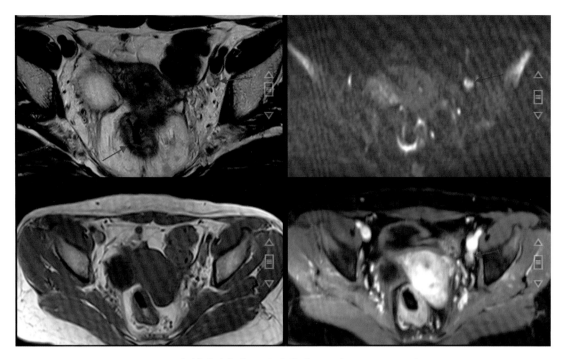

图 2 新辅助放化疗 5 周后 盆腔 MRI（2015-11-25）

2.2 第二次 MDT 讨论及治疗情况

2.2.1 第二次 MDT 讨论（2015-11-28）

讨论科室：影像科、结直肠外科、放射治疗科、肿瘤内科

（1）初始及可切除性评估：综合评估患者为新辅助治疗后 5 周，直肠原发病灶及淋巴结均有缩小，结合放疗科及结直肠外科科建议行手术治疗。

（2）治疗目标：NED。

（3）治疗方案：TME+ 左侧盆腔淋巴结清扫术。

2.2.2 第二次 MDT 后治疗经过

2.2.2.1 手术

2015 年 12 月 3 日在全麻下行"直肠癌经腹会阴联合切除术 + 左侧盆腔淋巴结清扫术 + 右侧卵巢囊肿切除术"。

术中所见：盆腔有粘连，子宫后壁有 2cm×2cm 肌瘤，右侧卵巢可见约 5cm×3cm×3cm 囊肿，盆腔，腹腔无种植、转移。探查腹腔内少量淡黄色腹水，腹膜，系膜，及肝脏未见明显异常，距肛门 3cm 触及肿块，成环，肿瘤大小约 3cm×3cm×2cm，溃疡型，可推动。术后病理（图 3）诊断：（直肠）溃疡型腺癌，中分化，TRG 评级：3 级；癌组织侵及肠壁深肌层，局灶侵及全层至周围纤维脂肪组织，见脉管内癌栓，未见神经侵犯，两切缘及环周切缘未见癌。肠系膜淋巴结（1/14）见癌转移。肠系膜动脉根部淋巴结（0/1）、左侧盆腔淋巴结（0/4）未见癌转移，髂内淋巴结（0/2）未见癌转移。（右卵巢）囊肿。

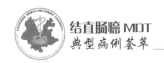

术后诊断：①直肠中分化腺癌 ypT3N1aM0 ⅢB 期；②左侧髂血管旁淋巴结转移；③右侧卵巢囊肿；④子宫肌瘤。

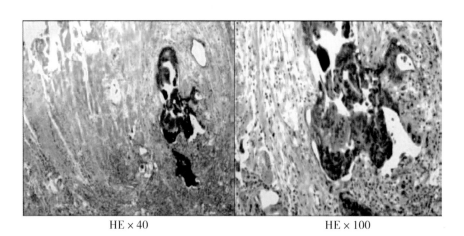

HE×40   HE×100

图 3　首次术后病理 HE 图片

术后复查：CT（2016-01-05）

"直肠癌术后"：左下腹造瘘口，原直肠及肛管走形区术后改变；左侧髂血管旁淋巴囊肿，多属术后改变。

腹部、盆腔 MRI（2016-01-06）：①直肠癌术后，左下腹造瘘口改变，周围肠道未见明确异常；骶前软组织及邻近盆筋膜增厚粘连，局部与子宫后缘分界不清，会阴部原肛门区肛周脂肪间隙包裹性积液可能，范围约 4.0cm×3.1cm×4.4cm，均考虑术后改变；②左侧髂血管淋巴囊肿，范围约 3.0cm×1.6cm。

2.2.2.2　mFOLFOX6 方案化疗 6 周期 + sLV5FU2 方案化疗 2 周期

术后于 2016 年 1 月 8 日、2016 年 1 月 22 日、2016 年 2 月 3 日、2016 年 3 月 23 日、2016 年 4 月 8 日、2016 年 4 月 22 日行"mFOLFOX6 方案"化疗 6 周期（剂量：L-OHP 0.1g ivgtt d1，L-CF 0.3g ivgtt d1，5-Fu 0.5g iv d1，3.5WLB 48h，Q2W）。期间因出现骨髓抑制，暂予停奥沙利铂，2016 年 2 月 17 日、2016 年 3 月 2 日选择"氟尿嘧啶 + 左亚叶酸钙"化疗 2 周期（剂量：L-CF 0.3g ivgtt d1，5-Fu 0.5g iv d1，3.5g WLB 48h，Q2W）。

术后化疗 4 周期及 8 周期后复查：

腹部 CT（2016-02-16/2016-04-07）：盆腔 MRI（2016-02-19/2016-04-12）：①直肠癌术后，左下腹造瘘口改变，周围肠道未见明确异常；骶前软组织及邻近盆筋膜增厚粘连，局部与子宫后缘分界不清，会阴部原肛门区肛周脂肪间隙局部包裹性积液，上述考虑术后改变，较前缩小；②左侧髂血管旁淋巴囊肿，较前缩小。

化疗结束后定期返院复查：

术后两年复查（SD）：CT（2018-01-10）：左下腹壁造瘘口，原直肠肛管区平扫及增强未见确切异常强化灶，骶前筋膜片状增厚。 盆腔 MRI（2018-01-11/图 4）：①左下腹结肠造瘘口未见异常；原直肠肛门位置呈术后改变；②子宫体后多发子宫肌瘤、宫颈纳氏囊肿，较前未见明显变化。

肠镜（2018-01-08）：残余结肠大致正常。

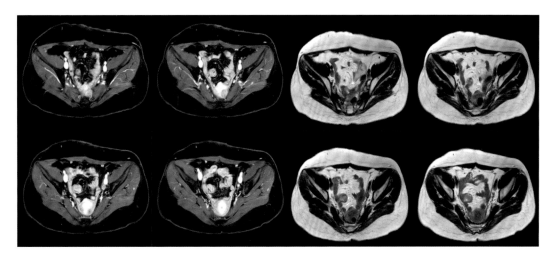

图 4 术后 2 年复查：盆腔 MRI（2018-01-11）

术后两年半复查（PD）：腹部、盆腔 MRI（2018-07-06/图 5）：①左下腹结肠造瘘口未见异常；原直肠肛门位置呈术后改变；②左侧髂外血管旁肿大淋巴结，考虑转移，其余双侧髂血管旁小淋巴结显示，建议复查。CT（2018-07-06/图 6）：左侧髂外血管旁肿大淋巴结，大小约 2.0cm×1.9cm，考虑淋巴结转移，较前片为新出现，疗效评估 PD。

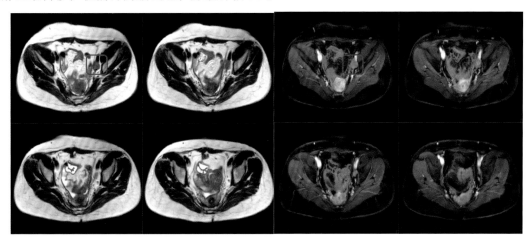

图 5 术后两年半复发：盆腔 MRI（2018-07-06）

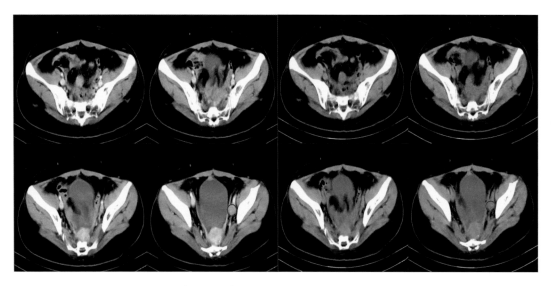

图 6　术后两年半复发：盆腔 CT（2018-07-06）

PET-CT（2018-07-30/ 图 7）：①左下腹壁造瘘口显示；②盆腔左侧髂外血管旁一肿大淋巴结伴糖代谢增高，考虑转移瘤。

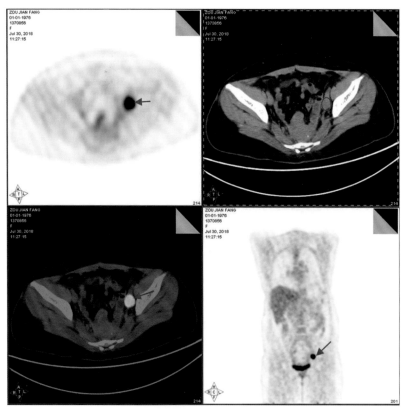

图 7　术后两年半复发：PET-CT（2018-07-30）

2.3 第三次 MDT 讨论及治疗情况

2.3.1 第三次 MDT 讨论（2018-08-03）

讨论科室：影像科、结直肠外科、肝胆外科、肿瘤内科、放疗科。

（1）治疗后评估：结合患者影像学资料评估疾病出现进展，患者于术后两年半出现左侧髂外血管旁淋巴结转移，大小约 2.0cm×1.9cm，累及髂外静脉。

（2）可切除性评估：肿瘤内科及放疗科建议由于患者既往已经做过放化疗，且肿大淋巴结紧贴左髂外静脉后缘，放化疗效果欠佳，唯有手术可能是治愈的唯一方法。术前评估：大隐静脉具有无抗原性、取材容易、穿刺和压迫方便、不易感染，加之大隐静脉可以保证所需要的静脉的长度、直径等优点，被广泛地应用于各类人体血管的重建手术中，例如现代冠状动脉旁路移植术、动静脉内瘘人工成形术、四肢主干血管损伤修复移植术等。该患者左侧髂血管旁淋巴结考虑转移，同时侵犯左侧髂外静脉后缘可能，行左侧盆腔淋巴结清扫后，将肿瘤局部浸润的左侧髂外静脉血管壁切除干净后，选取自体大隐静脉将缺损的髂外静脉进行修复，此手术方式具有可行性。术前血管评估：术前评估上肢动、静脉的通畅性，以及双侧大隐静脉的直径，一般选择大、小腿部大隐静脉直径 3mm 以上的较直的血管。

（3）治疗目标：NED。

（4）治疗方案：左侧盆腔淋巴结清扫术。

2.3.2 第三次 MDT 讨论后治疗经过

2.3.2.1 手术

2018 年 8 月 11 日全麻下行"左侧盆腔淋巴结清扫术 + 右侧大隐静脉移植 + 左侧髂内静脉修补术"。

术中过程（图 8）：肿大淋巴结位于左侧髂血管旁，大小约 2cm×1.5cm，质硬，活动度差，紧密粘连包裹左髂外静脉。于腹主动脉分叉处切开左髂总动脉鞘，沿腹下神经左侧分离，清扫髂总动静脉旁淋巴结后，分别清扫髂外及髂内、闭孔区域淋巴结，避免损伤闭孔神经，阻断血流后仔细彻底切除受侵犯左髂外静脉及周围肿大淋巴结，切除见静脉壁呈灰白色，考虑肿瘤浸润。移植血管取材：在右侧大腿根部选取一段长约 5cm 大隐静脉，纵行剖开，放至肝素水中浸泡数分钟，防止血栓形成。使用可吸收血管缝合线将右侧大隐静脉缝合至左侧髂外静脉，重建完成后恢复血流见左下肢肢体颜色、皮温良好。术中出血 400mL。术后患者予低分子肝素抗凝防止血栓形成治疗，术后 3 天患者左下肢肢体颜色、皮温、感觉良好，与对侧肢体一致。术后 10 天患者恢复良好，拆线出院。

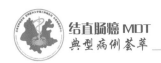

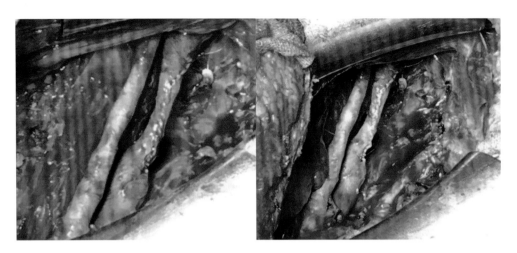

图 8 血管移植图片（2018-08-11）

术后病理诊断（图 9）：（左侧髂外静脉）镜下示癌组织；另送（左髂外静脉旁）淋巴结（1/3）见癌转移。

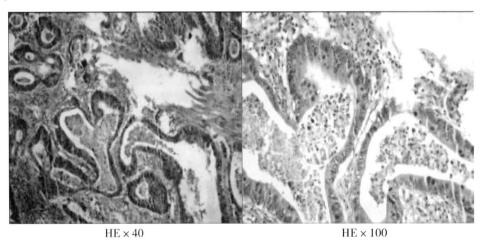

HE × 40   HE × 100

图 9 第二次术后病理 HE 图片

术后诊断：①左侧髂血管旁淋巴结转移；②直肠中分化腺癌放化疗后 ypT3N1cM0 ⅢB 期；③双肾小结石；④脑膜瘤。

术后复查 CT（2018-09-15/图 10）：①左下腹壁造瘘口，原直肠肛管区平扫及增强未见确切异常强化灶；②左侧髂血管旁术后包裹性积气、积液。

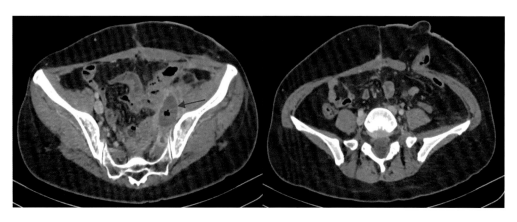

图 10 第二次术后复查：盆腔 CT（2018-09-15）

2.3.2.2 拟后续予以 FOLFIRI 巩固化疗，但患者因经济原因拒绝化疗

整个治疗过程中 CEA 水平得到明显控制后位于正常范围以内（图 11）。

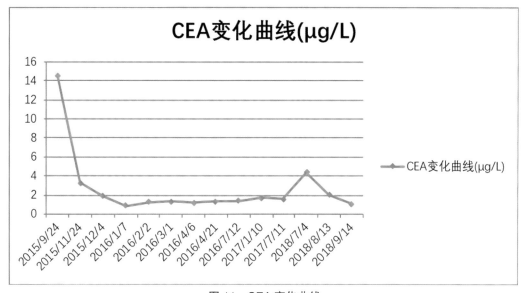

图 11 CEA 变化曲线

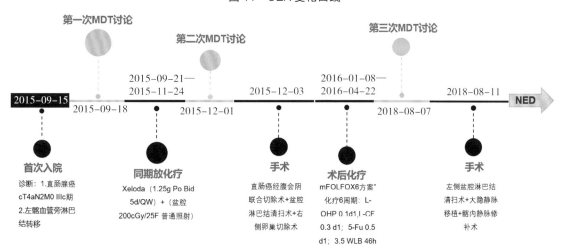

图 12 病例治疗过程回顾

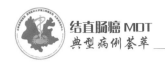
3　后续随访情况

末次治疗（2018 年 8 月）后患者未再返回我院复查。2020 年 9 月电话随访，自诉当地医院复查未见盆腔局部复发或远处转移。

4　回顾和点评

本病例为一例低位局部进展期直肠癌（cT3N2M0 Ⅲ c 期）左侧髂血管旁淋巴结转移，经术前新辅助治疗，根治术后两年半左侧髂血管旁淋巴结复发的患者。本团队先后共进行 3 次 MDT 讨论，患者先后经历了术前长程同步放化疗，术后"mFOLFOX6 方案"化疗 6 周期及期间因出现骨髓抑制 sLV5FU2 化疗 2 周期，共 8 周期辅助化疗。规范治疗后，规律复查，2 年半后出现左侧髂血管旁淋巴结转移，再次行 R0 切除手术，术后 NED，达到治愈。

从这个病例当中我们可以进一步思考以下几点：

（1）该患者新辅助放化疗后等待手术有 5 周的时间，因为新辅助治疗有效，如果安排术前再进行 2～3 周期巩固治疗，是否会对患者结局稍有改变。在近 10 年，LARC 最大的变化就是逐渐延长的手术等待间歇期（从 CRT 结束到 TME 手术的间期），美国 NCCN 指南的推荐从最初的 4～6 周延长到 5～8 周，再到现在的 5～12 周；而在逐渐延长的间歇期内，可给予更多的全身化疗，由于间隔时间延长和间歇期化疗的双重作用，肿瘤进一步退缩，pCR 率逐渐增加，一方面提高全身治疗的剂量强度，把术后完不成的全身化疗提前到术前来进行，以期减少远处转移，提高生存率。基于 RAPIDO、PRODIGE、ORRA 等临床试验结果，TNT 在将来应该进一步改写 LARC 治疗策略理念。

（2）该患者术前左侧髂血管旁淋巴结影像学已诊断转移，但经过术前新辅助治疗，肿瘤消失如何判断影像学消失（complete radiological response，CRR）、临床完全消失（clinical complete response，CCR）、病理完全消失（complete pathological response，CPR），该患者 PET-CT 检查是否需要前移，假设 PET-CT 在 CT 未发现肿大淋巴结情况下提前发现转移，对我们治疗策略是否会有影响。在 2020 版 CSCO 结直肠癌诊疗指南中，PET-CT 仅推荐用于临床怀疑复发，比如 CEA 升高；不推荐 PET 列为常规随访/监测手段。循环肿瘤 DNA（circulating tumor DNA，ctDNA）作为一种非侵入性、实时反映肿瘤状态的诊断方法，自问世以来便广受关注。在围手术期，血液中检出 ctDNA 预示患者较差的预后，提示治疗方案可以做差异化选择。一项前瞻、多中心Ⅰ～Ⅲ期结直肠癌研究，分析了 ctDNA 检测用于筛查微小残留病灶（minimal residual disease，MRD）、辅助治疗疗效以及高危复发风险患者识别方面的作用，连续监测发现 ctDNA 可以比影像学手段提前 8.15 个月识别到肿瘤复发信号。2020 年 ASCO 看到多项 ctDNA 在晚期肿瘤治疗靶点检测领域的临床研究，ctDNA 检测在肿瘤临床诊疗上应该会有更好应用现状及前景，这也为肿瘤复发诊断及治疗方案的制订提供了很多新思路。在精准医疗大趋势下，我们希望实现肿瘤临床诊疗的全流程的更优管理有强有力的支持。

病例 5　乙状结肠癌同时性肝多发转移

1　初诊情况

患者王某，42 岁，汉族，因"间断大便带血 3 月余，大便难解半年余"于 2019 年 11 月 18 日首次至我院就诊。查体：体温 36.5，脉搏 84 次 /min，血压 118/84mmHg，全身浅表淋巴结未触及肿大，心肺腹（－）。肛门指检：肛周未见肿块，指检未触及肿块，指套无血染。入院评估：BMI 23.2kg/m²；体重 64kg，身高 168cm，BSA 1.72 m²；ECOG 评分：1 分；NRS 1 分；ADL I 级。既往史无特殊。过敏史：对"青霉素"过敏。个人史：吸烟 20 年，饮酒 10 年；家族史：父亲患"结肠癌"。

入院后完善相关检查：肿瘤标记物：CEA：132.5μg/L，CA242：1064.9kU/L，CA19-9：307.3kU/L。盆腔 MRI/CT（2019-11-13/14/ 图 1）：乙状结肠长约 4.9cm 的肠壁增厚，最厚处约 1.7cm，病灶突破浆膜层，局部肠腔狭窄，但无肠梗阻征象；肠周多枚淋巴结显示，大者短径约 0.7cm。上腹 MRI/CT（2019-11-14/ 图 2）：肝脏多发转移瘤，最大位于 S5/6 段间，大小约 8.0cm×5.1cm。肠镜提示（2019-11-12/ 图 3）"距离肛缘 15cm 菜花样肿物"；病理示（图 4）：（乙状结肠，活检）腺癌。基因检测（图 5）：KRAS、NRAS、BRAF、PIK3CA 均为野生型；微卫星状态检测：MSS。

初始诊断：乙状结肠癌同时性肝多发转移（cT4aNxM1a Ⅳ A 期）。

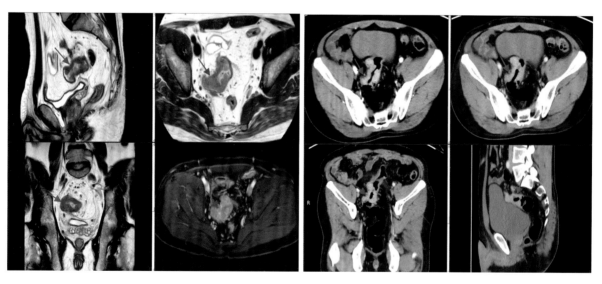

图 1　初诊盆腔 MRI/CT（2019-11-13/14）

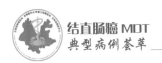

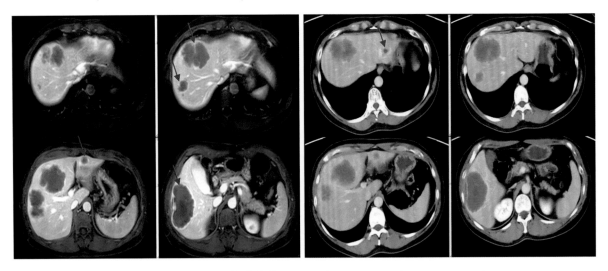

图 2　初诊上腹 MRI/CT（2019-11-14）

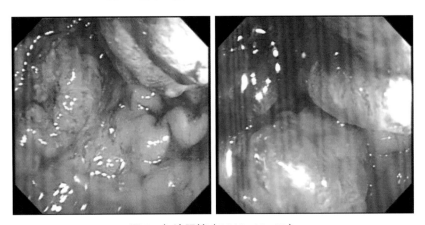

图 3　初诊肠镜（2019-11-12）

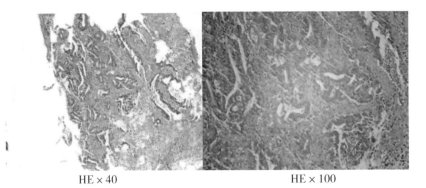

HE×40　　　　　　　　　　　　　　　　HE×100

图 4　病理 HE 图片

检测基因	检测内容	检测结果
EGFR	扩增	(-)
KRAS	密码子12/13/61/146	(-)
NRAS	密码子12/13/61	(-)
BRAF	密码子600	(-)
KIT	外显子9/11/13/17	(-)
PDGFRA	外显子12/18	(-)

基因	检测结果
AKT1	(-)
APC	(+)
BRAF	(-)
EGFR	(-)
FGFR1	(-)
FLT1(VEGFR1)	(-)
FLT4(VEGFR3)	(-)
HRAS	(-)
KDR(VEGFR2)	(-)
KIT	(-)
KRAS	(-)
MAP2K1	(-)
MET	(-)
NRAS	(-)
PDGFRA	(-)
PDL1 (CD274)	(-)
PIK3CA	(-)
PTEN	(-)

图 5 基因检测

2 诊疗过程

2.1 第一次 MDT 讨论及治疗情况

2.1.1 第一次 MDT 讨论（2019-11-17）

讨论科室：影像科、结直肠外科、肝胆外科、肿瘤内科、放疗科；

（1）初始及可切除性评估

影像科：乙状结肠癌并肠腔狭窄，肝脏散在分布、多发转移瘤（6 个），最大病灶位于 S5/6 段间（长径＞8cm）。

结直肠外科：乙状结肠原发灶外科技术上可切除，但对于潜在可切除肝转移患者来说，可从新辅助治疗中获益，增加 R0 切除率，进而达到 NED。该患者虽然肿瘤导致肠腔狭窄，但是暂无明确的梗阻症状和体征，暂不考虑行原发灶切除。

肝胆外科：患者肝脏转移灶，分布于肝左右叶，尤其是右叶的肿瘤位置决定患者目前不能行肝脏转移灶切除术，但是具有潜在可切除的可能性。

肿瘤内科：患者乙状结肠癌晚期合并肝多发转移瘤，结合外科的建议，该患者属于潜在可切除，有转化成功可能，建议先给予强有力的靶向联合化疗全身方案，创造手术机会，达到 NED。

初始诊断：乙状结肠癌同时性肝多发转移（cT4aNxM1a Ⅳ A 期）。

（2）治疗目标：NED。

（3）治疗方案：乙状结肠癌肝转移，潜在可切除，给予强有力的三药联合靶向(Cet+mFOLFOXIRI)转化治疗。

2.1.2 第一次 MDT 讨论后治疗经过

2.1.2.1 三药化疗 + 靶向

2019 年 11 月 19 日至 2020 年 4 月 14 日行 8 个周期"Cet+mFOLFOXIRI"方案治疗（第 1 周期

为 FOLFOXIRI 方案）（因新冠疫情影响，化疗期间间隔较长：剂量：CPT-11 260mg ivgtt d1，L-CF 400mg ivgtt d1，5-Fu 4.25g WLB 48h，L-OHP 150mg ivgtt d1，Cet 800mg ivgtt d1；Q2W）。

靶向 + 化疗 4 周期后复查：PR。

盆腔 CT/MRI（2020-01-15/16；图 6）：乙状结肠长约 3.6cm 的管壁增厚，最厚处约 0.9 cm，肠周多枚淋巴结显示，大者短径约 0.4cm。疗效评估达到 PR。上腹 CT/MRI（2020-01-15/17；图 7）：肝脏多发转移瘤，最大位于 S5/6 段交界，大小约 4.9cm×3.6cm。

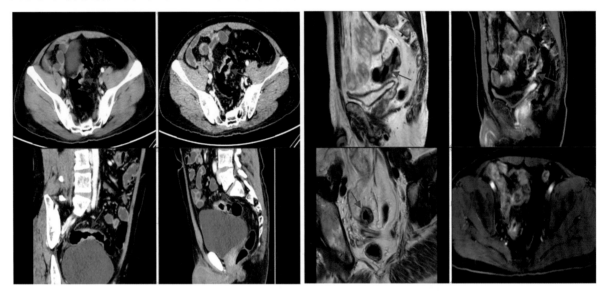

图 6　靶向 4 周期后复查：盆腔 CT/MR（2020-01-15/16）

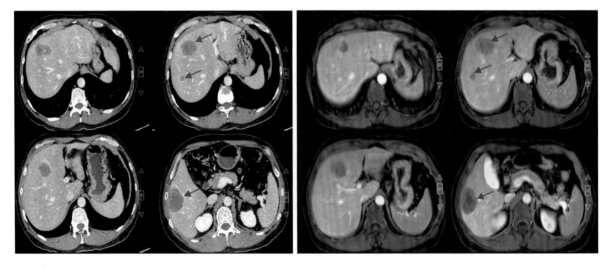

图 7　靶向 4 周期后复查：上腹 CT/MRI（2020-01-15/17）

靶向 + 化疗 8 周期后复查：PR。

盆腔 CT/MRI（2020-04-07/10；图 8）：乙状结肠长约 2.5cm 的肠壁增厚，最厚处约 0.5cm，肠周多枚淋巴结显示，大者短径约 0.3cm。上腹 CT/MR（2020-04-07/10；图 9）：肝脏多发转移瘤，最大位于 S5/6 段间，大小 3.3cm×2.5cm。肠镜（2020-04-09/ 图 11）：肛门缘内约 18cm 乙状结肠见各壁黏膜呈向心性隆起，充血水肿糜烂。诊断：乙状结肠癌并不全性肠梗阻化疗后。

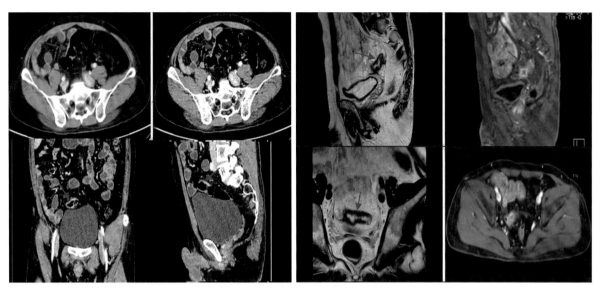

图 8 靶向 4 周期后复查：盆腔 CT/MRI（2020-04-07/10）

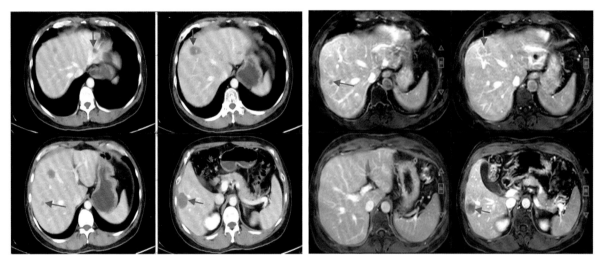

图 9 靶向 4 周期后复查：上腹 CT/MRI（2020-04-07/10）

靶向 + 化疗治疗前后对比（图 10）：

初始（2019-11-14）S5/6 段：8.0cm×5.1cm；新辅助 4 周期后（2020-01-17）S5/6 段：4.9cm×3.6cm；新辅助 8 周期后（2020-04-07）S5/6 段 3.3cm×2.5cm。

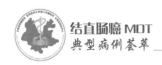
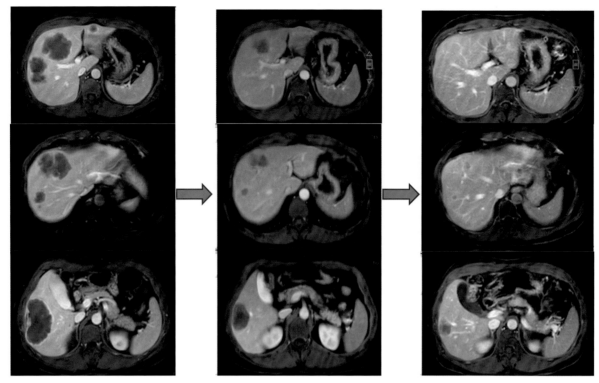

图 10 靶向 + 化疗治疗前后对比

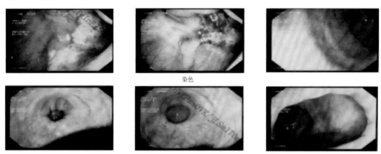

内镜所见：
术前用药：口服聚乙二醇电解质散剂（A+B）4000mL；盐酸奥布卡因凝胶外用。
肛门指检：未触及异常。
患者在浅静脉置管静脉注射丙泊酚针+舒芬太尼针，心电监护，吸氧后进入麻醉状态。
患者在内镜检查过程以及麻醉过程中无特殊不适。
肛门缘内约18cm乙状结肠见各壁黏膜呈向心性隆起，充血水肿糜烂，肠腔狭窄内镜不能通过，
靛胭脂染色界限清楚。临床已确诊未取材。直肠黏膜光滑规整无异常发现，肛门内外未见异常。
术后注意事项：
1. 禁止驾车以及高空作业；2. 避免进行紧密计算活动；3. 需家属陪同。

内镜诊断：
1. 乙状结肠癌并不全性肠梗阻化疗后；2. 色素内镜检查术。

图 11 肠镜（2020-04-09）

2.2 第二次 MDT 讨论及治疗情况

2.2.1 第二次 MDT 讨论（2019-04-16）

讨论科室：影像科、结直肠外科、肝胆外科、肿瘤内科、放疗科。

（1）治疗后评估

影像科：乙状结肠病灶缩小；肝转移灶体积缩小，且部分病灶影像学上消失。

结直肠外科：乙状结肠原发灶经新辅助治疗后瘤体明显缩小，外科技术上可切除，可以考虑行原发灶切除。

肝胆外科：肝脏转移灶经过转化治疗以后明显缩小，可以达到 R0 切除；对于肿瘤位置深在，靠近血管的单个肿瘤（直径约 1cm），建议超声定位下行射频消融术。

肿瘤内科：患者经过三药联合靶向治疗，转化治疗成功，外科医生评估原发灶和肝转移病灶都可以 R0 切除，应该抓住这个手术窗口期进行积极的外科干预治疗，达到 NED。

目前诊断：乙状结肠癌同时性肝转移新辅助治疗后（ycT3NxM1a ⅣA 期）。

（2）治疗目标：NED。

（3）治疗方案：肝脏和原发灶瘤体均缩小，可行原发灶及转移灶同期行根治性手术，即在术中超声引导下行肝转移瘤 R0 切除术 + 射频消融术。

2.2.2　第二次 MDT 讨论后治疗经过

2.2.2.1　手术

2020 年 4 月 21 日全麻下"肝右叶转移灶切除术 + 肝右后叶转移瘤射频消融 + 腹腔镜乙状结肠癌根治术 + 预防性回肠末端造瘘术"（联合术中超声定位）（图 12）。

术中情况：①直肠肿瘤距腹膜返折 6 cm 位于直、乙肠交界前壁，浆膜面僵硬皱缩，大小 4cm×4cm，质硬。直肠下动脉根部淋巴结无增大。腹腔、盆腔无种植、转移。②术中肝脏超声定位肝右叶转移灶共 3 枚。2 枚位置靠近肝表面约 3cm×2cm、2cm×2cm 大小，质硬，肝表面电刀标记切除范围后行局部切除。第 3 枚位于肝右后叶，位置深在，贴近门静脉右支旁，大小 1cm×1cm，经超声引导行射频消融（RFA）。

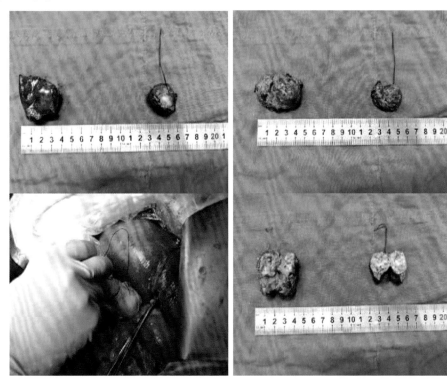

图 12　术中超声定位和术后标本（2020-04-21）

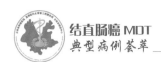
术后病理诊断（图 13）：＜乙状结肠及肿瘤＞腺癌，中分化（TRG 分级：3）；癌组织大部分浸润浅肌层，灶性浸润肠壁全层达浆膜下层；未见神经及脉管侵犯；标本两切缘及另送"上、下切缘"于镜下未见癌组织；肠系膜淋巴结（0/12）于镜下未见癌转移；（肝右叶肿块）（2 枚）于镜下见癌组织。IHC：CK（＋），CK7（－），Vim（－），CK20（＋），CDX2（＋），Ki-67（＋，约80%），AFP（－），CK8（＋），CKI8（＋）。＜肝右叶肿块＞癌（结合病史，HE 及 IHC 支持转移性腺癌，肠道来源）。HE 切片中可见散在坏死灶，伴炎细胞浸润间质及组织细胞增生，于坏死灶周围见残存腺癌组织，癌细胞退变不显著。

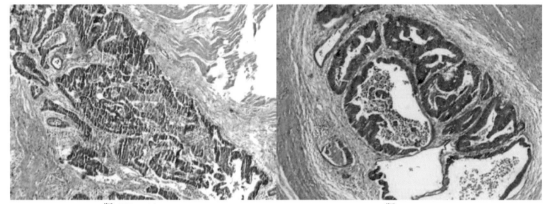

肠 HE × 40　　　　　　　　　　　　肠 HE × 100

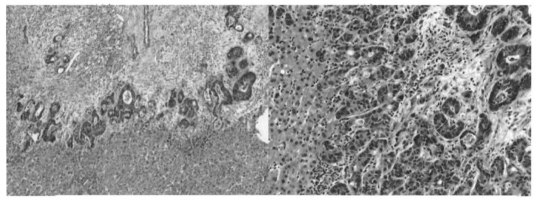

肝转移灶 HE × 40　　　　　　　　　　肝转移灶 HE × 100

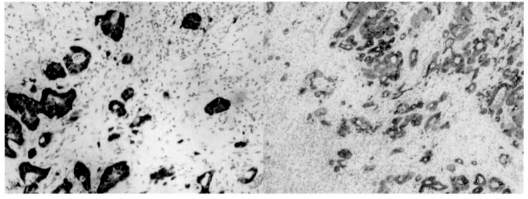

肝转移灶 IHC CDX2　　　　　　　　　IHC CK20

图 13　术后病理 HE 及 IHC 图片

术后基因检测（图 14）：微卫星稳定（MSS）型，RAS/BRAF 野生型，UGT1A1 6/6TA 纯合型。

检测项目		检测结果	结果提示
基因名称	位点		
KRAS	2 号外显子	未突变	
	3 号外显子	未突变	
	4 号外显子	未突变	KRAS、NRAS、PIK3CA、BRAF 基因经检测为未突变，增加对 anti-EGFR antibodies（cetuximab 西妥昔单抗、panitumumab 帕尼单抗）的敏感性
NRAS	2 号外显子	未突变	
	3 号外显子	未突变	
	4 号外显子	未突变	
BRAF	15 号外显子	未突变	
PIK3CA	9 号外显子	未突变	
	20 号外显子	未突变	
UGT1A1	UGT1A1*28	6/6TA 基因型	患者使用伊立替康治疗产生毒副作用的风险较低

检测项目	位点	稳定性	检测结果
MSI	NR21	稳定	MSS 微卫星稳定
	NR24	稳定	
	NR27	稳定	
	NAV1	稳定	
	ATP6V0E1	稳定	
	GPR126	稳定	
	RNF112	稳定	
	HSPH1	稳定	
	EWSR1	稳定	

图 14 术后基因检测

术后诊断：乙状结肠肝转移综合治疗后 ypT3N0M1a IVA 期；RAS/BRAF 野生型；MSS 型。

术后首次复查：盆腔 CT/MRI（2020-05-22/ 图 15）：右下腹造瘘口改变；直肠吻合口壁未见确切异常。上腹 CT/MR（2020-05-22/ 图 16）：肝脏多发转移瘤治疗后改变，肝包膜下积液。

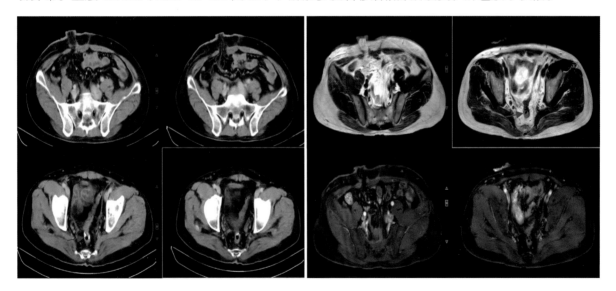

图 15 术后首次复查：盆腔 CT/MRI（2020-05-22）

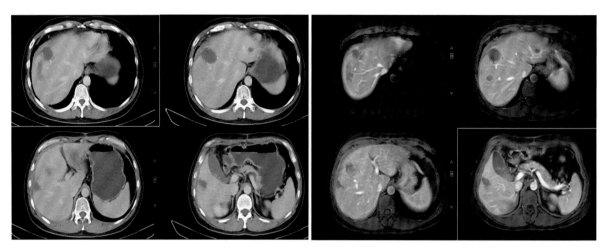

图 16　术后首次复查：上腹 CT/MR（2020-05-22）

2.2.2.2　双药化疗 + 靶向

2020 年 5 月 23 日至 8 月 27 日期间行"mFOLFOX6+Cet"6 周期（剂量：L-OHP 140mg ivgtt d1，L-CF 0.325g ivgtt d1，5-FU 0.65g iv d1，5-FU 4.0g WLB48h；Cet 800mg ivgtt d1；Q2W）。

末次化疗后复查：盆腔 CT/MR（2020-08-29/30；图 17）：右下腹造瘘口改变；直肠吻合口壁未见确切异常。2020-08-29/30 上腹 CT/MR（图 18）：肝脏多发转移瘤治疗后改变。

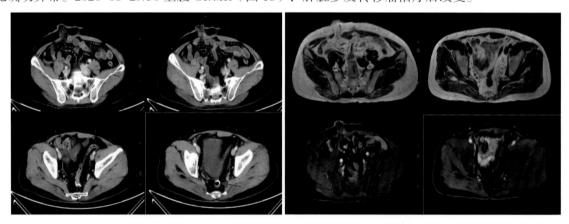

图 17　末次化疗后复查：盆腔 CT/MR（2020-08-29/30）

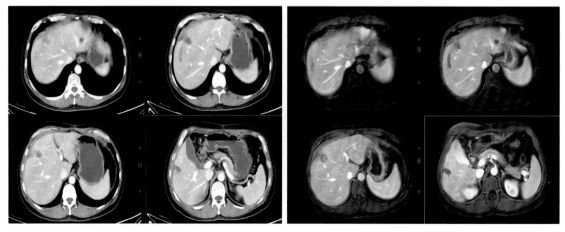

图 18　末次化疗后复查：上腹部 CT/MR（2020-08-29/30）

2.2.2.3　手术

2020 年 9 月 19 日行"回肠造口回纳术"

治疗期间肿瘤标志物变化如下（图 19）：

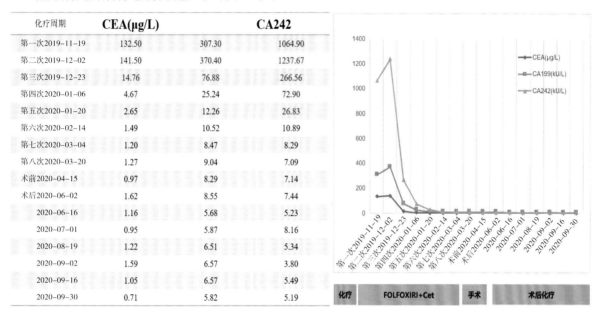

化疗周期	CEA(μg/L)		CA242
第一次2019-11-19	132.50	307.30	1064.90
第二次2019-12-02	141.50	370.40	1237.67
第三次2019-12-23	14.76	76.88	266.56
第四次2020-01-06	4.67	25.24	72.90
第五次2020-01-20	2.65	12.26	26.83
第六次2020-02-14	1.49	10.52	10.89
第七次2020-03-04	1.20	8.47	8.29
第八次2020-03-20	1.27	9.04	7.09
术前2020-04-15	0.97	8.29	7.14
术后2020-06-02	1.62	8.55	7.44
2020-06-16	1.16	5.68	5.23
2020-07-01	0.95	5.87	8.16
2020-08-19	1.22	6.51	5.34
2020-09-02	1.59	6.57	3.80
2020-09-16	1.05	6.57	5.49
2020-09-30	0.71	5.82	5.19

图 19　肿瘤标志物变化

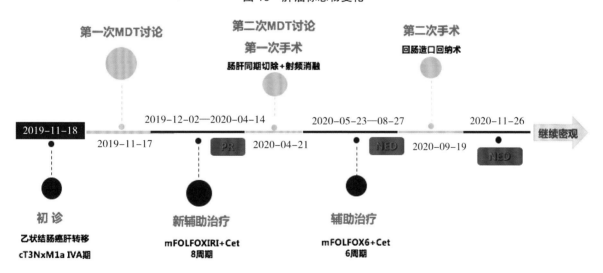

图 20　病例治疗过程回顾

3　后续随访情况

末次化疗后3月复查：盆腔 CT/MRI（2020-11-26/27；图 21）：右下腹造瘘口回纳术后改变；直肠吻合口壁未见确切异常。上腹 CT/MRI（2020-11-26/27；图 22）：肝脏多发转移瘤治疗后改变。

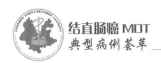

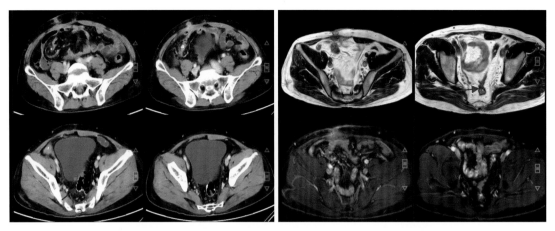

图 21　末次化疗后 3 个月复查：盆腔 CT/MR（2020-11-26/27）

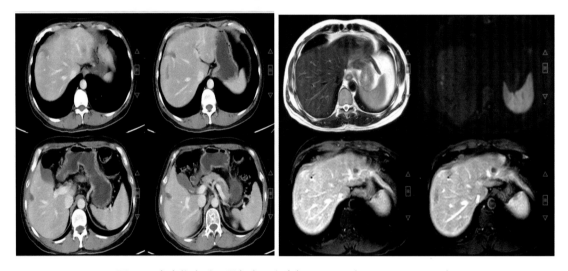

图 22　末次化疗后 3 月复查：上腹部 CT/MRI（2020-11-26/27）

4　点　评

本病例为一例乙状结肠癌同时性肝多发转移（cT4aNxM1a Ⅳ A 期）患者，第一次 MDT 讨论准确定位患者为潜在可切除转移性结直肠癌，治疗目标定位为 NED，因此在手术前选择 1 周期 mFOLFOXIRI+7 周期 "Cet+mFOLFOXIRI" 方案治疗，缩瘤明显，按 RECIST Version 1.1 标准疗效评价 PR。第二次 MDT 讨论患者转化治疗成功，手术时机较为合适，进行了原发灶及转移灶同期行根治性手术，术中因一病灶如术前评估于肝右后叶，位置深在，贴近门静脉右支旁，行经超声引导行射频消融损毁性治疗。术后继续了原有效方案，适当调整了治疗强度，Cet +mFOLFOX6 共 6 周期的术后辅助治疗，达到了无瘤状态（NED）治愈的治疗目标。

从这个病例当中我们对以下几点进行了思考：

（1）根据 2020 中国临床肿瘤学会（CSCO）结直肠癌诊疗指南，对于转移性结直肠癌潜在可切除组治疗，适合强烈治疗（RAS 和 BRAF 均为野生型）原发灶位于左侧结直肠 Ⅰ 级推荐西妥昔单抗 + 两药联合化疗（2A 类证据）。相对于三药联合化疗方案加减的靶向治疗 Ⅱ 级推荐贝伐珠单抗（2A

类证据），这是基于 GONO 研究、STEAM 研究、TRIBE 研究结果。相对于两药方案，三药方案仍缺乏中国人群数据，指南推荐必须筛选适合强烈治疗的患者，是因为患者治疗耐受相对较差，导致其在临床应用受限。三药方案联合西妥昔单抗的治疗对于 RAS/BRAF 野生型患者，在两项 Ⅱ 期单臂临床试验，Ⅱ 期 RCT 研究 MACBETH 结果中均显示了较高的 R0 切除率。Ⅱ 期 METHEP-2 研究结果表明三药相比两药联合化疗具有更好的转化切除，并且显示出在同样化疗方案基础上，联用西妥昔单抗比贝伐珠单抗具有更高的转化切除率（55.6% 比 44.7%）。2020 年 9 月 3 日，中山大学附属第六医院结直肠癌多学科团队邓艳红主任医师领衔设计开展的 "mFOLFOXIRI 联合或不联合西妥昔单抗转化治疗不可切除的 RAS/BRAF 野生型结直肠癌肝转移的多中心、前瞻性、Ⅱ 期临床试验（FOCULM）" 结果在美国转化肿瘤学协会官方期刊 The Oncologist（2019 IF：5.025）在线发表填补了国内数据的空白，并且结果提示为目前报道的结直肠癌肝转移有效率最高的转化治疗方案。这提示在 MDT 团队讨论和全程管理下，筛选合适的患者，选择合适的治疗强度，在规范治疗下进行个体化治疗，患者可能会有更好的预后。高强度的治疗可能能获得更高的转化率，更有可能实现所有病灶的损毁性治疗，达到 NED 状态，甚至长期存活。

（2）本例患者术前评估肝左叶、右叶均有病灶，经转化治疗后仅剩肝右叶 3 个病灶，根据《中国结直肠癌肝转移诊断和综合治疗指南（2020 版）》为减少化疗对肝脏手术的不利影响，新辅助化疗原则上 ≤ 6 周期，一般建议 2 ~ 3 个月内完成并进行手术。该患者转化治疗效果明显，可适当提前手术评估，术前可进一步选择超声造影、敏感性强的影像技术如普美显增强 MRI 进行术前评估是否能行 R0 切除，可能会更加完善。

（3）该患者术后是否继续应用靶向药物目前尚存在争议。转化成功获得原发灶和转移灶 R0 切除的患者，一般建议围手术期进行总共半年的治疗，但该患者因疫情等原因影响，围手术期治疗时间稍长。该患者因肝右后叶，位置深在贴近门静脉的病灶，通过射频消融实现病灶的损毁性治疗。但转化治疗后如何评估临床完全缓解（cCR），肝脏转移病灶影像学消失（CPR）是否可定义为 NED 均值得大家进一步探讨。

（4）该患者必须进行密切随访，了解有无肝转移复发。根据术前肿瘤标志物 CEA、CA242、CA19-9 升高，术后两年内每 3 个月随访血清肿瘤标志物，以后第 3 ~ 5 年内每 6 个月随访 1 次，5 年后每年 1 次。术后两年内每 3 ~ 6 个月进行 1 次胸、腹、盆腔增强 CT 扫描检查。建议术后 3 月行 MRI 平扫及增强扫描检查，该患者未发现肝转移复发。建议两年内 3 ~ 6 行 MRI 平扫及增强扫描检查，必要时行肝脏细胞特异性造影剂增强 MRI 检查。以后每 6 ~ 12 个月进行 1 次，共 5 年，5 年后每年 1 次。不推荐常规行 PET-CT 扫描检查。其他随访内容和频次参照结直肠癌原发灶根治术后的随访进行。

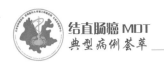

病例 6　直肠癌伴同时性肝、腹膜后淋巴结转移

1　初诊情况

患者贺某，男，45 岁，汉族，云南楚雄人，2018 年 5 月 8 日因"大便带血伴排便次数增多 2 月余"首次就诊于我院。查体：全身浅表 LN 未触及肿大，心肺腹（−）；直肠指检：肛门周围未见疤痕及肿块，（K-C 位）距肛缘约 7 cm 处 5 点方向可触及肿瘤下缘，质硬，无法推动，无触痛，未能触及肿块上缘，指套退出无血染。入院评估：BMI 23.39kg/m²；BSA 1.92m²；ECOG 评分：0 分；NRS 1 分；ADL I 级。既往史、过敏史、家族史：无特殊。

入院后完善相关辅助检查：肿瘤标记物：CEA：3.57μg/L，CA-242：1.39kU/L，CA19-9：7.43kU/L，AFP：2.45μg/L。肠镜（2018-05-06/图 1）：进镜 9cm 见 3.0cm×2.5cm 环形菜花状肿物，表面充血结节，糜烂，溃疡，质地脆硬，易出血，取活检。肠镜狭窄，镜身不能通过。诊断：直肠癌并狭窄。肠镜取材后病理（2018-05-08/图 2）：肉眼所见："直肠"灰白碎组织一堆，总积 0.5cm×0.4cm×0.3cm；病理诊断：〈直肠活检〉腺癌。活检标本基因检测（2018-05-21/图 3）：KRAS、NRAS、BRAF、PIK3CA 均为野生型；微卫星状态检测：MSS。全腹及盆腔 CT（2018-05-04/图 4）：①肝脏多发转移瘤，最大约 2.0cm×1.8cm；②肝脏数个小囊肿，大者直径约 0.5cm；③胰头上方转移淋巴结，约 2.2cm×1.4cm；直肠中上段肠壁增厚，最厚处约 1.7cm；直肠系膜多发肿大淋巴结，最大者短径约 1.1 cm。盆腔 MRI（2018-05-05/图 5）：DIS：直肠中上段肠壁增厚，下缘距肛缘约 8.5cm；T：病变段长约 5.7cm，累及肠周径约 3/4～1 周，最厚处约 1.7cm；病变穿透肌层至直肠系膜，后者浸润深度约 11mm（T3c），N：直肠系膜内见 > 15 枚淋巴结，最大者短径约 1.0cm（N2），MRF（+），EVMI（+）。上腹 MRI（2018-05-07/图 6）：①肝脏多发转移瘤（> 15 枚），最大者位于 S3 段，约 2.0cm×1.8cm；②肝脏数个小囊肿，大者直径约 0.5cm；③胰头上方转移淋巴结（1 枚），约 2.1cm×1.5cm。

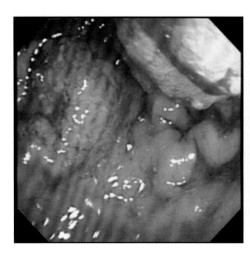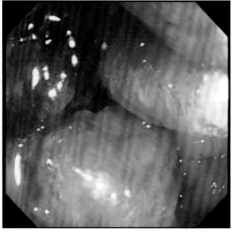

图 1　初诊肠镜（2018-05-06）

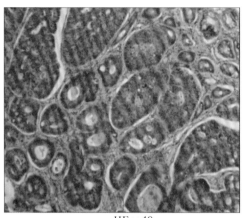
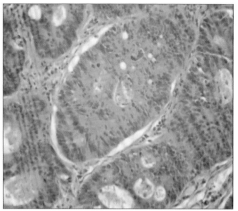

HE × 40 　　　　　　　　　　　　HE × 100

图 2　病理 HE 图片（2018-05-08）

➤ 检测结果

检测项目		检测结果	结果提示
基因名称	位点		
KRAS	2 号外显子	未突变	
	3 号外显子	未突变	
	4 号外显子	未突变	KRAS、NRAS、PIK3CA、BRAF 基因经检测为未突变，增加对 anti-EGFR antibodies（cetuximab 西妥昔单抗、panitumumab 帕尼单抗）的敏感性
NRAS	2 号外显子	未突变	
	3 号外显子	未突变	
	4 号外显子	未突变	
BRAF	15 号外显子	未突变	
PIK3CA	9 号外显子	未突变	
	20 号外显子	未突变	
UGT1A1	UGT1A1*28	6/6TA 基因型	患者使用伊立替康治疗产生毒副作用的风险较低
微卫星不稳定性检测		MSS	Ⅱ 期结直肠癌患者可从 5-FU 化疗中获益；晚期结直肠癌患者对抗 PD-1 治疗不敏感

图 3　活检标本基因检测（2018-05-21）

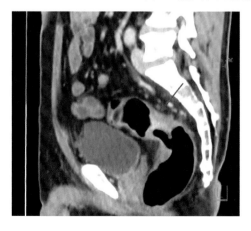
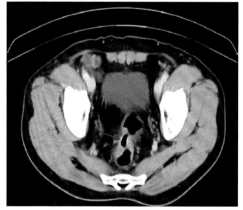

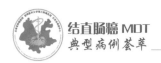
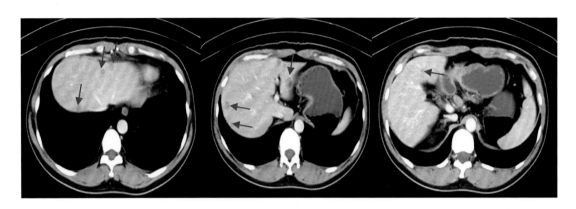

图 4　初诊全腹及盆腔 CT（2018-05-04）

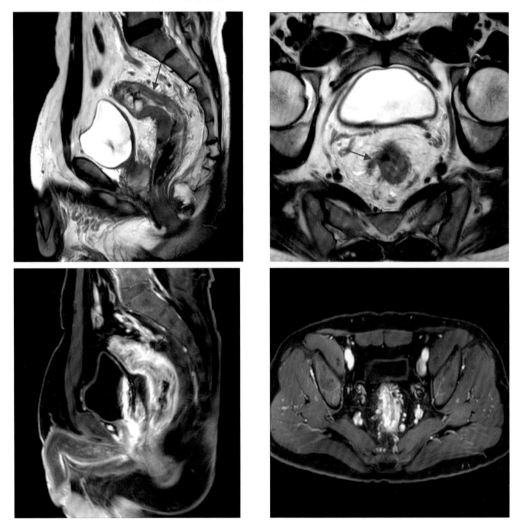

图 5　初诊盆腔 MRI（2018-05-05）

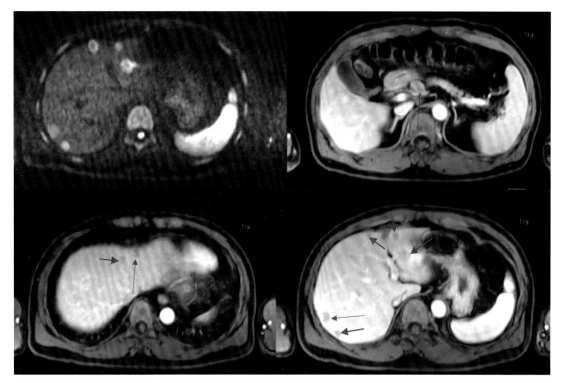

图 6　初诊上腹 MRI（2018-05-07）

初始诊断：①直肠腺癌 cT3cN2bM1b ⅣB 期；②肝继发恶性肿瘤；③腹膜后淋巴结继发恶性肿瘤。

1.1　治疗过程

1.1.1　第一次 MDT 讨论及治疗情况

1.1.1.1　第一次 MDT 讨论（2018-05-09）

讨论科室：影像科、结直肠外科、放射治疗科、肝胆外科、肿瘤内科

（1）初始及可切除性评估

影像科：①盆腔 MRI DISTANCE 评估为 cT3cN2b，且 MRF（＋），EMVI（＋）；②肝脏评估肝内多发转移瘤，最大直径约 2cm×1.8cm（S3 段）；③腹膜后胰头上方转移淋巴结，直径约 2.1cm×1.4cm；综合评估为广泛转移性 CRC。

结直肠外科：直肠癌为局部进展期，MRF（＋），EMVI（＋），术后复发风险高，不考虑直接手术。

肝胆外科：肝转移灶外科技术上可切除，但转移灶数目太多、累及肝段较多，手术难度及风险大。外科综合认为 RPLN 清扫手术风险大且有癌组织残留可能。

放疗科：LARC，建议行长程同步放化疗，可缩小瘤体、降期，提高 R0 切除率，降低复发率。

肿瘤内科：直肠癌伴同时性肝、腹膜后 LN 多发转移，为广泛转移；需以全身系统性化疗为主配合局部治疗，后续完善基因检测，可联合靶向治疗。

讨论总结：直肠癌伴肝、腹膜后淋巴结转移（广泛 mCRC）（cT3cN2bM1b ⅣB 期），直肠原发

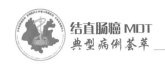

灶外科技术上可切除，肝转移和腹膜后淋巴结（RPLN）转移灶潜在可切除。

（2）治疗目标：疾病控制为主，争取局部治疗机会。

（3）治疗方案：全身化疗（联合靶向）+局部治疗。

1.1.1.2 第一次 MDT 讨论后治疗过程

（1）全身化疗：CapeOx 方案化疗 2 周期

2018 年 5 月 10 日、2018 年 6 月 1 日行 2 周期 CapeOx 方案化疗［剂量：L-OHP：250mg ivgtt d1；Cape：3.5g（分两次早 3 片晚 4 片）po d1-14；q3w］。

（2）同步放化疗：NCRT+CapeOx 方案化疗 2 周期

2018 年 6 月 21 日至 2018 年 7 月 25 日期间行直肠癌新辅助长程放疗（图 7）（方案：IMRT，95%PTV 45Gy/1.8Gy/25F）。

2018 年 6 月 21 日、2018 年 7 月 12 日行 2 个周期 CapeOx 方案化疗［剂量：L-OHP：250mg ivgtt d1；Cape：3.5g（分两次，早 3 片晚 4 片）po d1-14；q3w］。

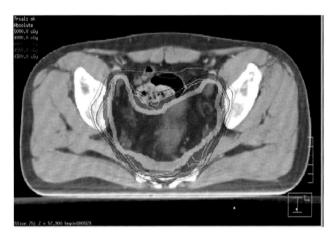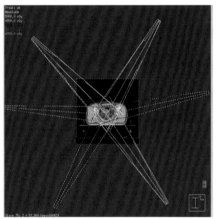

图 7　直肠癌 IMRT 靶区

治疗后复查：全腹及盆腔 CT（2018-08-04/ 图 8）：①直肠中上段肠壁增厚，范围约 3.7cm，最厚处约 1.0cm；直肠系膜多发肿大淋巴结，最大者短径约 0.6cm；较前片病灶缩小（PR）；②肝脏未见确切转移性病灶（CCR？）；肝脏数个小囊肿，大者直径约 0.5cm；③胰头上方转移淋巴结，约 1.7cm×1.5cm（SD）。

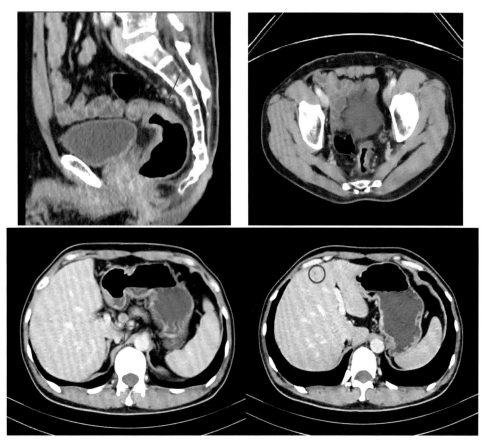

图 8　同步放化疗后复查：全腹及盆腔 CT（2018-08-04）

上腹部 MRI（2018-08-05/图 9）：①肝脏未见确切转移瘤（CCR？），建议行普美显增强 MR 检查；②肝脏数个小囊肿，大者直径约 0.5cm（位于 S4 段）；③胰头上方转移淋巴结，约 1.8cm×1.4cm（SD）。

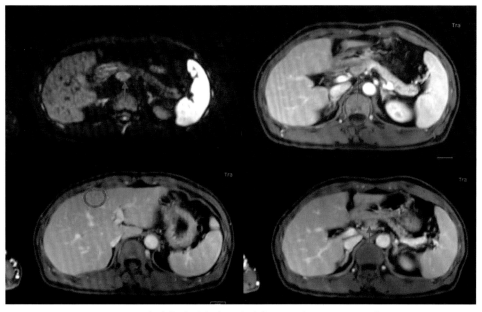

图 9　同步放化疗后复查：上腹部 MRI（2018-08-05）

（3）继续行 CapeOx 方案 2 周期

2018 年 8 月 6 日、2018 年 8 月 27 日继续行 2 周期 CapeOx 方案化疗［剂量：L-OHP：250mg ivgtt d1；CAP：3.5g（分两次）po d1-14；q3w］。

治疗后复查：PR。

全腹、盆腔 CT（2018-09-20/图 10）：直肠中上段肠壁增厚，最厚处约 0.8cm；直肠系膜多发淋巴结显示，最大者短径约 0.5cm；病灶较前缩小（PR）；肝脏未见确切转移性病灶（CCR？）；肝脏数个小囊肿，大者直径约 0.5cm；胰头上方转移淋巴结，约 1.2cm×0.9cm，较前缩小（PR）。盆腔 MRI（2018-09-22/图 11）：直肠中上段肠壁增厚，最厚处约 0.8cm，大部呈稍短 T2 信号纤维样改变（mrTRG2），对比前片病灶明显缩小。直肠系膜内未见确切淋巴结（PR）。上腹部 MRI（2018-09-22/图 12）：①肝脏转移瘤未见确切显示（CCR？）；②肝脏数个小囊肿，大者直径约 0.5cm；③胰头上方肿大淋巴结，约 1.1cm×0.9cm，较前缩小（PR）。肠镜（2018-09-21/图 13）：距肛缘 10 cm 直肠黏膜见一不规则浅表溃疡，面积约 0.8cmx0.7cm，充血水肿明显，NBI 染色黏膜血管网紊乱，质硬，已取材；病理（2018-09-25）：〈"直肠活检"〉黏膜慢性活动性炎，部分腺上皮呈低级别上皮内瘤变。

直肠指检（2018-09-25）：K-C 位进指 7cm 未触及肿块，黏膜光滑，指套退出无血染。

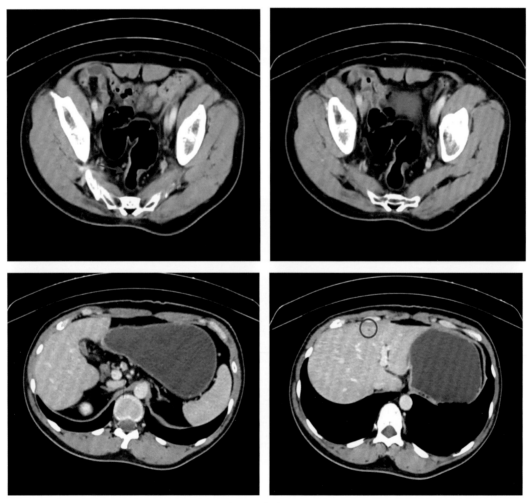

图 10　化疗 2 周期后复查：全腹盆腔 CT（2018-09-20）

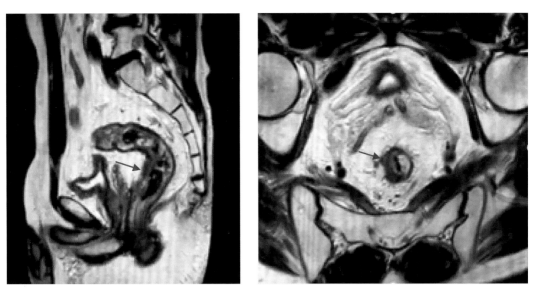

图 11 化疗 2 周期后复查：盆腔 MRI（2018-09-22）

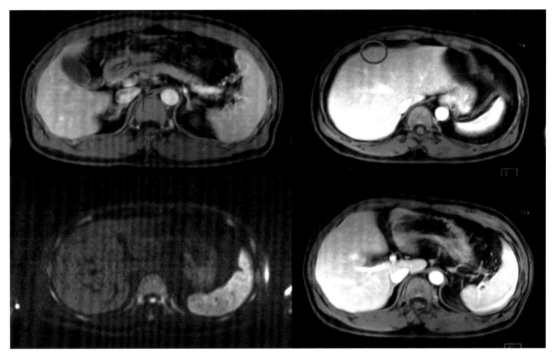

图 12 化疗 2 周期后复查：上腹部 MRI（2018-09-22）

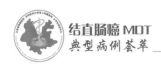

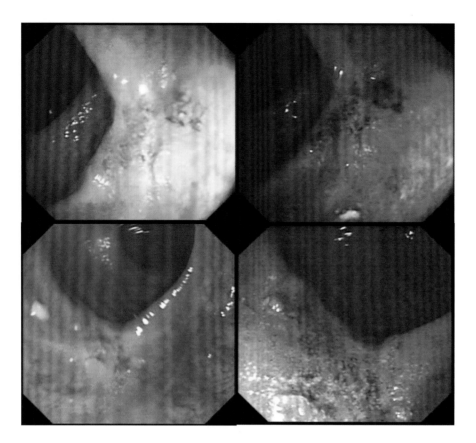

图 13　化疗 2 周期后复查：肠镜（2018-09-21）

1.1.2　第二次 MDT 讨论及治疗情况

1.1.2.1　第二次 MDT 讨论（2018-09-26）

讨论科室：影像科、结直肠外科、放射治疗科、肝胆外科、肿瘤内科

（1）治疗后评估：影像科、结直肠外科、肝胆外科、肿瘤内科：①直肠病灶明显缩小及肠周淋巴结较前消失（PR）；②肝实质内未见明确异常结节，影像学上消失（CPR）；③ RPLN 转移较基线水平缩小（PR）；综合评估为可达到 NED 的 mCRC。

（2）可切除性：①直肠原发灶经治疗后退缩明显，MRF 转化为阴性，可达到 R0 切除，评估为最佳手术切除时机；②肝脏多发转移灶经治疗后 CPR，可予以继续全身化疗；③ RPLN 较经治疗后较基线水平缩小，且趋于稳定；但清扫术风险大且无法保证达到 R0 切除，建议待直肠病灶处理后继续行全身系统性治疗或局部放疗。

（3）治疗目标：争取 NED。

（4）治疗方案：先手术切除直肠原发灶，后处理 RPLN。

1.1.2.2　第二次 MDT 讨论后治疗经过

（1）手术：2018 年 9 月 28 日行"腹腔镜低位直肠前切除术（Dixon）+ 回肠末端预防性造瘘术"。

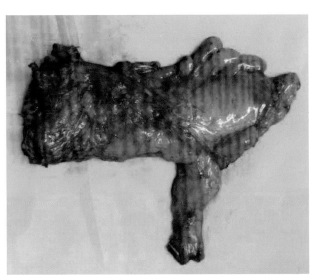
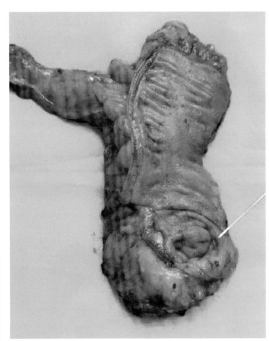

图 14 术后标本（2018-09-28）

术后病理（2018-10-09/图 15）：〈直肠及肿瘤〉①（病变区域全部取材）镜下见黏膜急慢性炎，黏膜至浅肌层可见钙化、可见黏液湖，未见上皮成分，结合临床病史符合治疗后改变；TRG 分级：0 级（根据 2018 年 AJCC 第 8 版 TRG 评分系统）；②标本两切缘、环周切缘、"上切缘" "下切缘" 于镜下未见癌组织；③肠系膜下动脉根部淋巴结：镜下示纤维脂肪组织，未见淋巴结结构，未见癌组织；肠系膜淋巴结（0/11）于镜下未见癌转移。

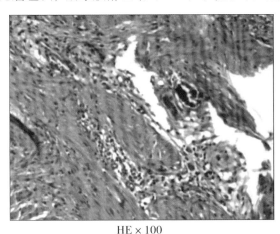
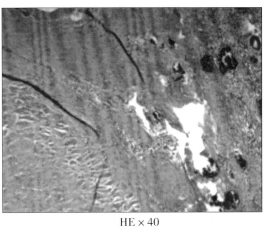

HE × 100   HE × 40

图 15 术后病理 HE 图片（2018-10-09）

术后诊断：直肠癌伴肝、腹膜后淋巴结转移综合治疗后 ypT0N0M1b ⅣB 期 RAS/BRAF 野生型，MSS。

（2）CapeOx 方案化疗 4 个周期

2018 年 10 月 22 日、2018 年 11 月 12 日、2018 年 12 月 4 日、2018 年 12 月 26 日行 4 个周期

CapeOx 方案化疗［剂量：L-OHP：250 mg ivgtt d1；Cape：3.5g（分两次）po d1-14；q3w］，患者逐渐出现周围神经毒性反应（表现为感觉迟钝，感觉异常，遇冷加重）。

综合治疗后复查：

全腹、盆腔 CT（2019-01-18/图 16）：①肝脏未见确切转移性病灶（CCR？）；②肝脏数个小囊肿，大者直径约 0.5cm；③胰头上方转移性淋巴结，约 1.0cm×0.7cm，较前缩小（SD）；右下腹造瘘口改变，直肠吻合口未见异常。

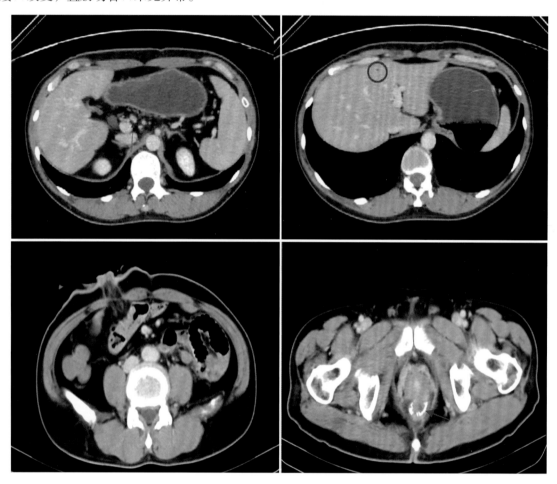

图 16　综合治疗后复查：全腹盆腔 CT（2019-01-18）

电子结肠镜（2019-01-21）：肛门缘内约 4cm 见直肠吻合口；直肠癌术后：①吻合口炎；②残余直肠炎（多考虑与放疗有关）。

大肠造影（钡剂）（2019-01-23）：直肠癌术后，直肠吻合口距离肛门约 4 cm，吻合口黏膜稍增粗，考虑术后改变。

（3）再次手术：2019 年 1 月 28 日行 "回肠造口回纳术"。

综合治疗 3 月后复查：全腹盆腔 CT/MRI（2019-05-09/11 图 17）：回纳术后，直肠吻合口未见异常。肝脏未见确切转移性病灶；肝脏数个小囊肿，最大者直径约 0.5 cm；胰头上方转移淋巴结，约 2.0cm×1.5cm，较前增大（PD）。

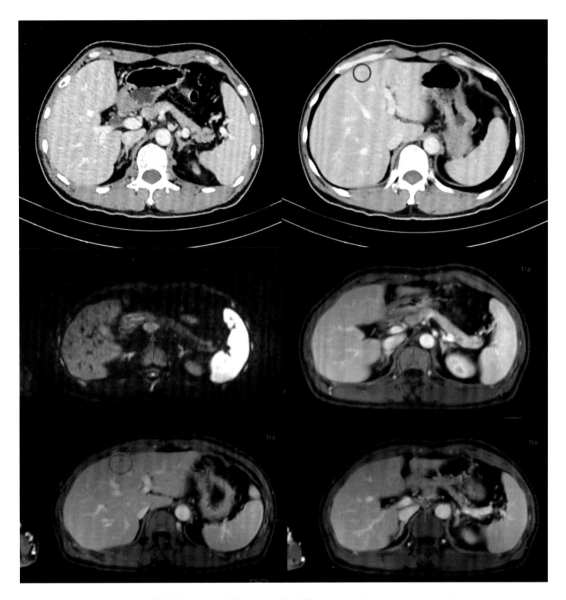

图 17　综合治疗 3 月后复查：全腹盆腔 CT/MR（2019–05–09/11）

嘱患者办理入院行 MDT 讨论制定后续治疗方案，患者拒绝；经积极沟通后，患者选择口服单药 Cape 化疗。

（4）单药 Cape 方案化疗 5 个周期

2019 年 5 月 14 日、2019 年 6 月 4 日、2019 年 6 月 25 日（SD）、2019 年 7 月 16 日、2019 年 8 月 6 日行 5 个周期（剂量：Cape 2g po bid d1–14；q3w）；此时，患者开始出现食欲不振、Ⅱ° 手足综合征（手足麻木、感觉异常、刺痛感、脱屑）及色素沉着。

（5）减量 Cape 方案化疗 3 个周期

2019 年 8 月 28 日（PD）、2019 年 9 月 19 日、2019 年 10 月 11 日行 3 个周期（剂量：Cape：1.75g po bid d1–14；q3w）。

（6）再次减量 Cape 方案化疗 2 个周期

2019 年 11 月 1 日、2019 年 11 月 22 日（PD）行 2 个周期（剂量：Cape：1.5g po bid d1–14；q3w）。

（7）停药

仍然无法耐受不良反应，自行停药（口服 Cape 单药共 10 个周期）。

单药化疗期间复查（图 18、图 19）

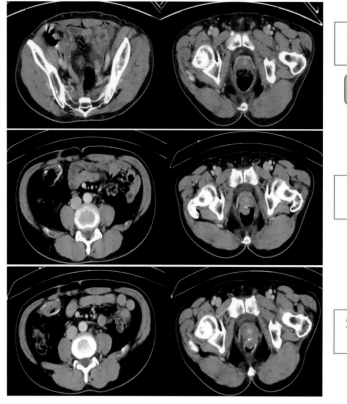

图 18　单药 Cape 化疗期间复查：盆腔 CT（2019–07 至 2019–12）

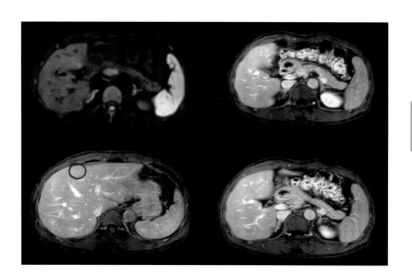

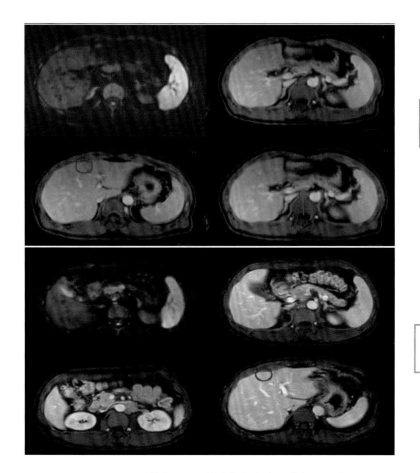

图 19 单药 Cape 化疗期间复查：腹部 MRI（2019-07 至 2019-12）

（1）单药 Cape 化疗 3 周期后复查：SD

全腹盆腔 CT（2019-07-14）/ 上腹部 MRI（2019-07-15）：①肝脏未见确切转移性病灶；②肝脏数个小囊肿，最大者直径约 0.5 cm；③胰头上方转移淋巴结，约 2.1 cm×1.5 cm，较前无变化（SD）。

（2）单药 Cape 化疗 6 周期后复查：PD

全腹盆腔 CT（2019-09-17）/ 上腹 MRI（2019-09-18）：①肝脏未见确切转移性病灶；②肝脏数个小囊肿，最大者直径约 0.5 cm；③胰头上方转移淋巴结，约 2.7cm×1.6cm，较前增大（PD）。

（3）单药 Cape 化疗 10 周期后复查：PD

全腹盆腔 CT（2019-12-22）/ 上腹部 MRI（2019-12-23）：①肝脏未见确切转移性病灶；②肝脏数个小囊肿，最大者直径约 0.5cm；③腹膜后多发转移淋巴结，最大者位于胰头上方，约 3.7cm×2.6cm，较前增大（PD）；余为新出现病灶（PD）。

（8）建议靶向治疗，再次拒绝。

停药 3 月后返院复查（2020-03-21）：SD。

PET-CT（2020-03-21/ 图 20）：①肝脏未见确切转移瘤；②肝脏数个小囊肿，大者直径约 0.5cm；③腹膜后多发转移淋巴结，最大者位于胰头上方，约 3.6cm×2.5cm，标准摄取值［（Standardized Uptake Value，SUV 值 =4.8（PD）］。

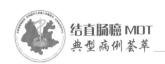

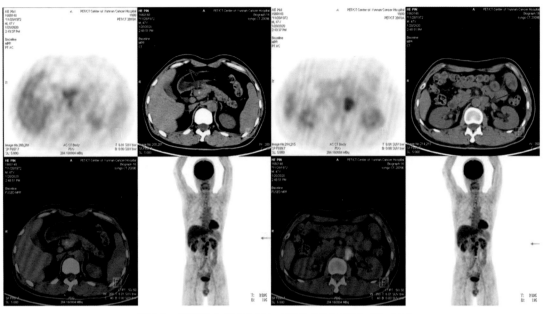

图 20　停药 3 个月后复查：PET-CT（2020-03-21）

停药 4 个月后，患者开始出现腰背部疼痛（胀痛为主），因此主动要求治疗，故再次复查：

全腹 CT（2020-04-15/图 21）：①肝脏多发转移瘤，最大者约 1.8cm×1.6cm（S4），较前新出现（PD）；②肝脏数个小囊肿，最大者直径约 0.5cm；③腹膜后、膈脚多发转移淋巴结，大者约 4.5cm×3.6cm，较前增多、增大（PD）。

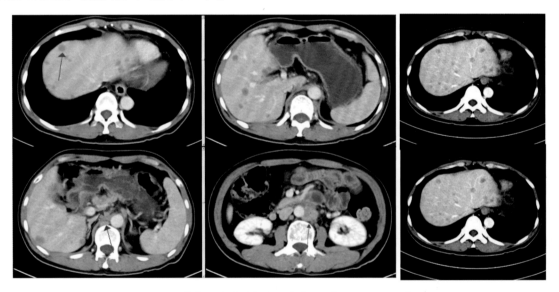

图 21　停药 4 个月后复查：全腹 CT（2020-04-15）

1.2.3　第三次 MDT 讨论及治疗情况

1.2.3.1　第三次 MDT 讨论（2020-04-16）

讨论科室：影像科、结直肠外科、肝胆外科、肿瘤内科、放射治疗科

（1）初始评估：①直肠病灶已 R0 切除；②肝实质内见多发结节，最大者直径约 1.8cm×1.6cm（S4），较前新出现（PD）；③腹膜后淋巴结转移增多、增大（PD）；综合评估为广泛转移性 mCRC。

（2）可切除性评估：LM 外科技术上切除困难（转移灶数目太多、累及肝段较多，手术难度及风险大），肿瘤生物学行为上不可切除。RPLN 治疗期间后先退缩后持续进展，且目前较基线水平范围明显增大，外科技术无法保证达到 R0 切除。

讨论总结：①肝转移灶潜在可切除；②腹膜后 LN 不可切除；③行全身治疗（姑息治疗），因患者出现腰背部胀痛，必要时可联合局部放疗缓解疼痛。

（3）治疗目标：疾病控制为主，延长生存，同时改善生活质量。

（4）治疗方案：全身化疗 + 联合靶向。

1.2.3.2　第三次 MDT 讨论后治疗经过

靶向治疗 + 局部放疗

2020 年 4 月 17 日、2020 年 5 月 6 日、2020 年 5 月 22 日、2020 年 6 月 23 日行 4 个周期 FOLFIRI +Cet 方案化疗（剂量：CPT–11 310mg ivgtt d1，L–CF 0.3g ivgtt d1，5–Fu 0.7g iv d1，4.0g WLB 48h；同期联合靶向：Cet 900mg ivgtt d1；q2w）。

2020 年 6 月 7 日至 2020 年 7 月 18 日行腹膜后淋巴结转移局部放疗（图 22）。方案：TOMO，95%PGTV–N（转移淋巴结）59.4Gy/2.2Gy/27f，95% PTV 45.9Gy/1.7Gy/27f。

AE：患者出现痤疮样皮疹；但自诉腰背部疼痛明显缓解，且精神状态极佳。

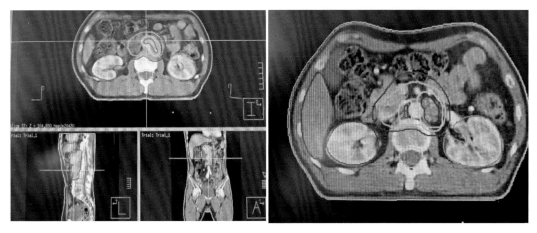

图 22　腹膜后淋巴结转移 TOMO 靶区

靶向治疗 4 周期 + 局部放疗后复查：

全腹 CT（2020-08-01/图 23）/ 腹部 MR（2020-08-02）：①肝脏 S4 段可疑转移瘤，长径约 0.6cm（PR）；②肝脏数个小囊肿，最大者直径约 0.5cm；③腹膜后多发转移淋巴结，大者约 1.6cm×1.3cm，较前缩小（PR）。

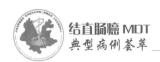
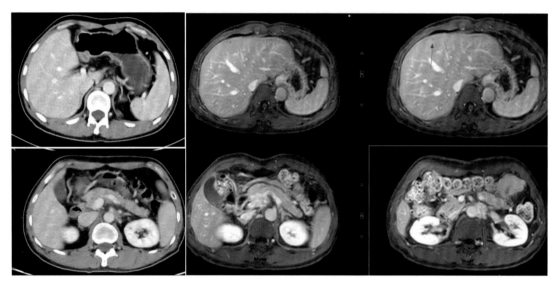

图 23　靶向联合局部放疗后复查：腹部 CT/MR（2020-08-01/2）

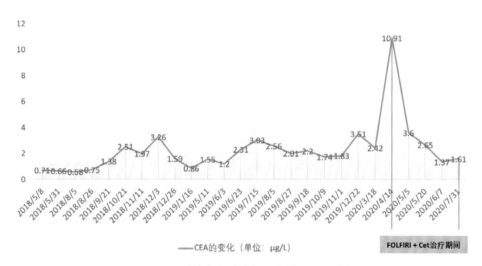

——CEA的变化（单位：μg/L）

FOLFIRI + Cet治疗期间

图 24　治疗期间肿瘤标志物（CEA）变化

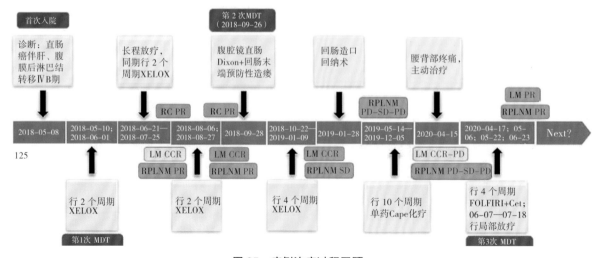

图 25　病例治疗过程回顾

2 后续治疗

拟继续 FOLFIRI +Cet 方案治疗，动态观察并根据病情变化及时调整治疗目标及对应策略。

3 回顾和点评

本病例为中高位局部进展期直肠癌伴同时性肝、腹膜后淋巴结转移（cT3cN2bM1b IVB 期）合并不全性肠梗阻的患者。第一次 MDT，本团队初始评估广泛转移 mCRC，直肠原发灶外科技术上可切除、肝转移和 RPLN 潜在可切除，治疗目标定位为疾病控制，争取局部治疗机会。但该例患者肿瘤生物学行为较好，治疗反应好，仅仅 2 周期 CapeOx 方案术前化疗，2 周期 CapeOx 联合长程放疗，放疗后继续 2 周期 CapeOx 就达到了直肠原发病灶明显退缩、直肠周围淋巴结消失、肝脏病灶影像学消失（CPR），腹膜后淋巴结缩小的 PR 疗效。本团队及时介入，调整治疗目标为 NED，患者顺利完成了直肠根治手术，并且术后病理确定了直肠原发病灶 cCR。遗憾的是患者未继续按 MDT 计划处理 RPLNM，术后行 4 周期 CapeOx 方案化疗，腹膜后淋巴结 SD，自行停止治疗。在偏离 MDT 治疗策略和目标后，治疗结束仅 4 月，行造口回纳 3 月腹膜后淋巴结病灶进展。此时患者仍仅接受单药卡培他滨维持治疗，稳定 3 个月后，在病情持续进展的情况下减量单药卡培他滨维持治疗 6 月，疾病全面进展，直至出现无法耐受不良反应，患者自行停药。患者继续停药 4 个月，病情持续全面进展，出现腰背部疼痛，错失 NED 可能，才主动要求治疗。至此，MDT 再次调整治疗目标为疾病控制为主，延长生存，同时改善生活质量，治疗策略调整为 FOLFIRI +Cet 全身治疗联合局部放疗，达到持续 PR，总生存 50 个月。

从这个病例当中我们也进行了些许思考：

（1）该患者在长程放疗过程中同步化疗选用的联合化疗是治疗有效的 CapeOx 联合化疗。目前，对于中低位局部晚期直肠癌（Ⅱ、Ⅲ期）的标准策略是术前同步放化疗 + 手术 + 辅助化疗，2020 版 CSCO 结直肠癌诊疗指南不建议临床试验以外放疗同时应用奥沙利铂、伊立替康或靶向药物及免疫治疗。同步放化疗共识仍是以 5-FU 为基础的化疗方案，卡培他滨作为口服药不仅有应用方便、患者顺应性好的优势，效果与持续灌注 5-FU 相当。2020 年 10 月在国际顶尖医学期刊《临床肿瘤学杂志》（Journal of Clinical Oncology，JCO）在线发表的 CinClare 研究，在卡培他滨加放疗的标准治疗基础上，加用伊立替康，可以达到更好的肿瘤退缩，直肠癌术后病理完全缓解率从德国 CAO/ARO/AIO-94 研究中的 8% 提升至 34%。因此，对于有手术禁忌或不考虑手术的直肠癌患者，比如这例患者，比如这例患者，我们就推荐了既往治疗有效的化疗方案联合放疗。当然他经历了姑息治疗向转化治疗的转变，这恰恰也证实肿瘤治疗亟须多学科深度融合与参与，需要通过多种治疗方式的组合应用，为转移性直肠癌提供新的策略和可能，让更多直肠癌患者既获得保肛手术机会，又能获得长期生存率。

（2）该患者姑息化疗变成转化治疗，局部治疗介入时机如何把握。当原发灶根治性切除后，肝转移病灶消失（Disapearing liver metastases，DLM）时，腹膜后淋巴结转移退缩明显（PR）及时的外科干预或局部毁损治疗包括射频消融（RFA）、微波消融、立体定向放疗（SBRT）等是有必要的。

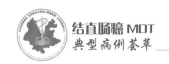

该病例 MDT 讨论贯穿于患者整个治疗过程当中，实现动态评估，及时调整了治疗目标和治疗策略，但患者依从性差，没有实现 MDT 讨论为患者生命带来的转折甚至 NED 治愈的可能。回顾该病例，患者年轻治疗副反应可耐受，治疗反应好，在患者依从性尚可的转化治疗过程中改变策略，提高治疗强度，使用 FOLFOXIRI 三药联合化疗进一步转化，是否能进一步控制腹膜后淋巴结，从而获得更好的 PFS、OS。这基于 GONO 研究结果 FOLFOXIRI 较 FOLFRI 显著提高患者 PFS and OS 及 5 年生存率（15% vs 8%），有更高的 R0 切除率。甚至转化治疗中三药联合靶向治疗，VOLFI 研究中 EGFR 单抗和三药化疗联合，STEAM 研究、TRIBE 研究中抗 VEGFR 单抗和三药化疗联合 FOLFOXIRI+ 贝伐珠单抗治疗，是否会给患者带来更高的有效率明显提高、转移灶切除率及更长的 PFS、OS。此外，当患者不愿进行高强度治疗及外科干预或局部毁损治疗时我们是否可以调整治疗策略，转入姑息治疗，基于 REGONIVO 或许将 MSS 状态的冷肿瘤转化为热肿瘤联合免疫治疗，也可能为患者开启了一条全新的治疗之路，毕竟免疫治疗，无论是疗效还安全性，都优于化疗，生活质量也更优。因此，寻找更优化的治疗"组合拳"，才能进一步提升这群患者的远期生存获益。

病例 7　双原发结直肠癌伴肺转移

1　初诊情况

患者孙某，男，51 岁，汉族，因"反复解黏液血便一年余，加重一周"于 2016 年 5 月 23 日。首次入我院。查体：全身浅表淋巴结未触及肿大，心肺腹（–）；直肠指检：指尖所触及范围内直肠黏膜光滑，未触及异常肿块，退指指套无血染。入院评估：BMI 25.4kg/m²；BSA1.78m²；ECOG 评分：0 分；NRS 1 分；ADL I 级。既往史：有"高血压"病史 8 年，血压最高达 170/110mmHg，口服"欣洛平"治疗，血压控制良好。过敏史：无食物药物过敏史；家族史：母亲因"直肠癌"病故。

入院后完善相关检查：肿瘤标记物：CEA：18.17μg/L，CA724：7.25kU/L。外院肠镜检查提示（图 1）：①乙状结肠癌；②直肠癌；③结肠息肉。我院病理会诊（图 2）：①（直肠活检）腺癌；②（降结肠活检）黏膜内腺癌。腹部 CT（2016–05–24 / 图 3）：乙状结肠及直、乙肠交界区肠壁增厚，范围约 6.5cm，最厚处达 1.6cm，累及肠周脂肪间隙（T3），肠周多发肿大淋巴结，最大者短径约 0.8cm（N2）。胸部 CT（2016–05–24 / 图 4）：①左肺上叶前段小结节，直径约 4.7mm，边界清楚光滑，转移待排。腹部 MRI（2016–05–27/ 图 5）：降结肠中段肠壁局限性增厚，欠光整。乙状结肠及直、乙肠交界区肠壁增厚，范围约 6.5cm，病变累及肠周脂肪间隙深度为 6mm（T3b），MRF（+），EMVI（+），肠周 5 枚肿大淋巴结（N2），最大者短径约 8 mm。基因检测（图 6）：KRAS、NRAS、BRAF、PIK3CA 均为野生型；UGT1A1*28 为杂合子突变型 6/7。

初始诊断：①直 – 乙状结肠腺癌（cT3bN2a Mx）；②降结肠癌（cTisN0Mx）。

诊断描述：

插镜至盲肠，回盲瓣及阑尾开口未见明显异常。退镜观察见肠腔内粪水较多。距肛门 15～18cm 直肠上段与乙状结肠交界处黏膜可见一隆起性凹陷性病变，表面凹凸不平，有糜烂、坏死及出血，边界尚清，色暗红，质脆，易出血，病变沿肠壁浸润，病变堵塞肠腔致管腔狭小，内镜尚能通过，病变取病理 9 块。
进镜距肛门 50cm，退镜距肛门 32cm 乙状结肠黏膜可见一隆起性病变，表面浅凹陷，大约 2cm×2.5cm，边界清，取病理 5 块。
退镜距肛门 38cm 乙状结肠黏膜可见一椭圆形隆起，表面光滑，有亚蒂。
升结肠黏膜可见一大约 0.6cm 的球形隆起，光滑、无蒂。

检查图象：

1. 回盲部	2. 乙状结肠	3. 乙状结肠	4. 直肠上段

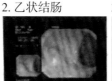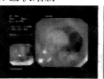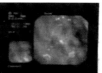

肠镜诊断：
　　1. 乙状结肠癌
　　2. 直肠癌
　　3. 结肠多发性息肉

活检：乙状结肠：5 块；
　　　　直肠上段：9 块

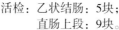

细：

病理诊断：（乙状结肠距肛门 32cm 处隆起物）腺癌，正行免疫组化检测。
　　　　　（直肠距肛门 15～18cm 隆起）腺癌，正行免疫组化检测。

图 1　外院肠镜

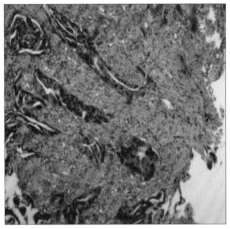
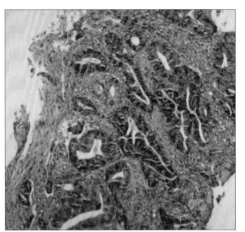

HE×100   HE×100

图 2　我院病理会诊 HE 图片

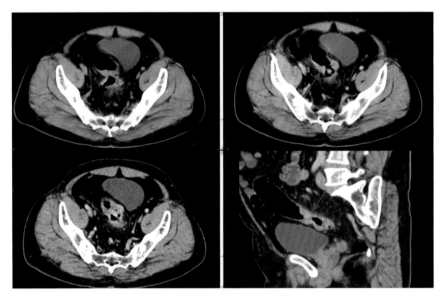

图 3　腹部 CT（2016-05-24）

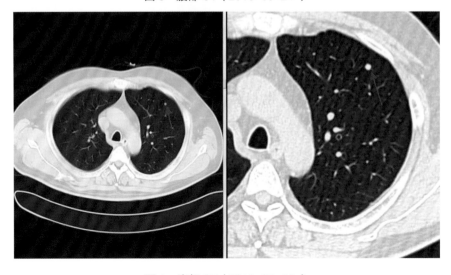

图 4　胸部 CT（2016-05-24）

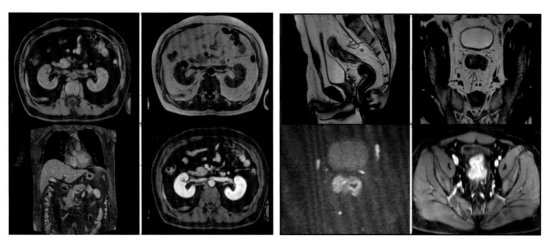

图 5 腹部 MRI（2016-05-27）

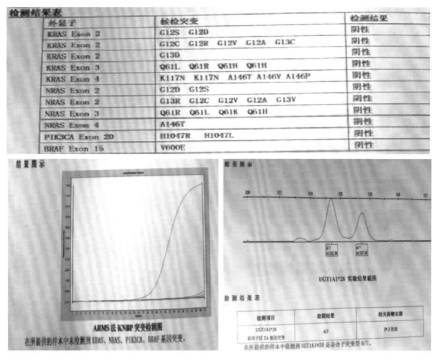

图 6 基因检测

2 诊疗过程

2.1 第一次 MDT 讨论及治疗情况

2.1.1 第一次 MDT 讨论（2016-05-29）

讨论科室：影像科、结直肠外科、胸外科、放疗科、肿瘤内科。

（1）初始及可切除性评估

影像科：①盆腔 MRI DISTANCE 评估为直 - 乙状结肠腺癌（cT3bN2a Mx），且 MRF（+）、EMVI（+）；②降结肠癌（cTisN0Mx）；③左肺上叶前段小结节，直径约 4.7mm，边界清楚光滑，转移待排。

结直肠外科：肠癌病灶外科技术上可切除。

胸外科：左肺病灶转移不能排外，该病灶外科技术上可切除，但该病灶太小，术中寻找困难，建议观察。

讨论总结：原发病灶外科技术上可切除；左肺病灶转移不能排外，该病灶外科技术上可切除，但该病灶太小，术中寻找困难，建议观察。

（2）治疗目标：NED。

（3）治疗方案：原发灶根治性切除，左肺病灶随访、观察。

2.1.2　第一次 MDT 讨论治疗经过

2.1.2.1　手术

2016 年 6 月 2 日行"左半结肠切除术 + 直肠癌根治术（Dixon）+ 回肠末段预防性造瘘术"。

术后病检（图 7）：（直肠及降结肠肿瘤）：①直肠肿块：腺癌，中分化，癌组织浸润肠壁全层达纤维脂肪组织；②降结肠肿块：黏膜内腺癌；③标本两端切缘、环周切缘及"上切缘""下切缘"未见癌组织。结肠动脉根部淋巴结（0/2）、结肠周围淋巴结（0/14）未见癌转移。免疫组化（IHC）错配修复（mismatch repair，MMR）检测（图 8）：MLH1（+），PMS2（+），MSH6（+），MSH2（+）。

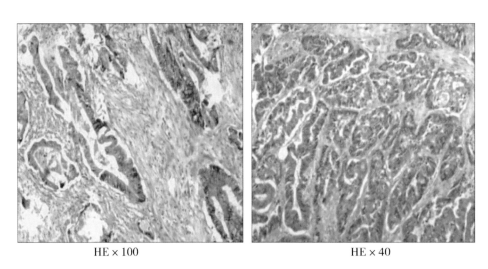

HE × 100　　　　　　　　　　　　　HE × 40

图 7　术后病理 HE 图片

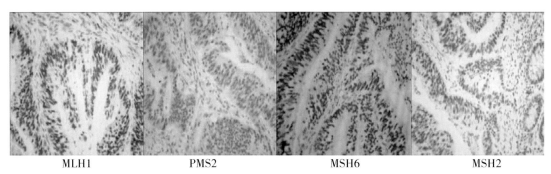

MLH1　　　　　PMS2　　　　　MSH6　　　　　MSH2

图 8　MMR IHC 检测

术后病理分期：①直肠腺癌（pT3N0Mx）；②降结肠黏膜内腺癌（pTisN0Mx）。

2.1.3　术后复查：PD？

胸部 CT（2016-06-24/图 9）：左肺上叶前段小结节，直径约 4.7mm，边缘清楚；左侧斜裂直径约 2mm 微小结节，为新出现，炎症与转移待鉴别，建议复查。

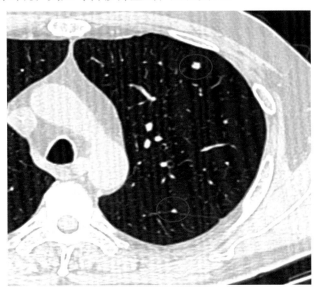

图 9　术后复查：胸部 CT（2016-06-24）

2.2　第二次 MDT 讨论及治疗情况

2.2.1　第二次 MDT 讨论（2016-06-24）

讨论科室：影像科、胸外科、肿瘤内科、放疗科、结直肠外科。

（1）治疗后评估

影像科：左肺上叶前段（寡病灶），直径约 4.7mm，转移不能排外，左侧斜裂直径约 2mm 微小结节，多考虑炎性。

胸外科：左肺病灶外科技术上可切除，但病灶太小，术中寻找困难，建议继续观察。

肿瘤内科：予以术后常规辅助化疗，方案选择 mFOLFOX6 或者 CapeOx 方案。

讨论总结：左肺病灶外科技术上可切除，但病灶太小，术中寻找困难，建议继续观察。

（2）治疗目标：NED。

（3）治疗方案：予以术后常规辅助化疗，方案选择 mFOLFOX6 患者 CapeOx 方案，左肺病灶密切随访、观察。

2.2.2　第二次 MDT 讨论后治疗经过

2.2.2.1　全身化疗

2016 年 6 月 24 日至 2016 年 11 月 28 日期间予以 mFOLFOX6 方案化疗：L-OHP 150mg ivgtt d1，L-CF 0.3g ivgtt d1，5-Fu 0.75g iv d1，4.25g WLB 48h；q2w，共 8 周期。

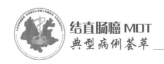
全身化疗期间复查左肺结节情况：SD。

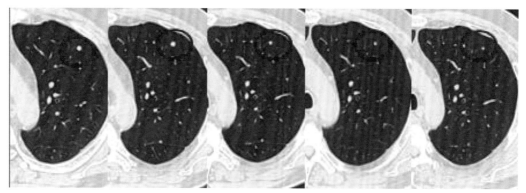

图 10　化疗期间复查：胸部 CT

定期随访：2016 年 11 月 28 日患者术后化疗结束，进入每 3 月 1 次的定期随访（图 11）。

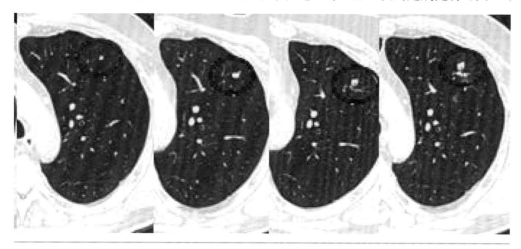

2016-05-24	2016-06-24	2016-08-05	2016-09-01	2016-10-10	2016-11-28	2017-03-06	2017-09-11	2017-10-10
4.7mm	4.7mm	4.1mm	3.9 mm	3.7mm	4.0mm	6.1mm	7.6mm	11.0mm
SD	SD	SD	SD	SD	SD	PD	PD	PD

图 11　随访期间复查：胸部 CT

2.3　第三次 MDT 讨论及治疗情况

2.3.1　第三次 MDT 讨论（2017-10-13）

讨论科室：影像科、胸外科、肿瘤内科、放疗科、结直肠外科。

（1）治疗后评估

影像科：左肺上叶前段（寡病灶），直径约 11.0 mm，考虑转移。

胸外科：左肺病灶进展（PD），考虑转移，该病灶外科技术上可切除。

肿瘤内科：术后辅以 CapeOx 方案化疗。

讨论总结：目前诊断：①左肺转移癌可能；②直肠腺癌术后（pT3N0Mx）；③降结肠癌术后（pTisN0Mx）；MSS RAS/BRAF 野生型；左肺病灶外科技术上可切除，可以择期手术切除。

（2）治疗目标：NED。

（3）治疗方案：手术切除左肺上叶病灶，术后予 CapeOx 方案化疗。

2.3.2 第三次 MDT 讨论后治疗经过

2.3.2.1 手术

2017 年 10 月 16 日行"VATS 左肺固有上叶切除 + 淋巴结清扫术"。

术后病理（图 12）：〈左肺上叶及肿块〉：腺癌，结合临床病史、HE 及免疫组化结果，符合胃肠道来源转移性腺癌。支气管残端于镜下未见癌组织。淋巴结"第 5 组淋巴结"（0/2），"第 9 组淋巴结"（0/2），"第 11 组淋巴结"（0/2），"第 12 组淋巴结"（0/1）于镜下未见癌转移。免疫组化（图 13）：CK（+），CDX-2（+），villin（+），Ki-67（+，约 60%），Napsin A（-），TTF-1（-），CK20（-），Vim（-），CK7（-），CgA（-），Syn（-），TG（-），AFP（-），PSA（-）。

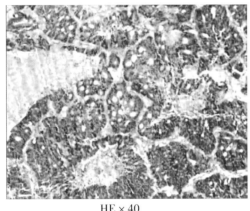 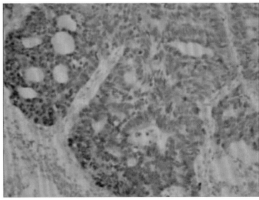

HE×40　　　　　　　　　　IHC×100　CDX2

图 12　术后病理 HE/IHC 图片

2.3.2.2 术后予 CapeOx 方案化疗

L-OHP 230mg ivgtt d1，Cape 1.5g po bid；q3w，共 4 周期，末次化疗时间为 2018 年 1 月。

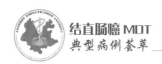

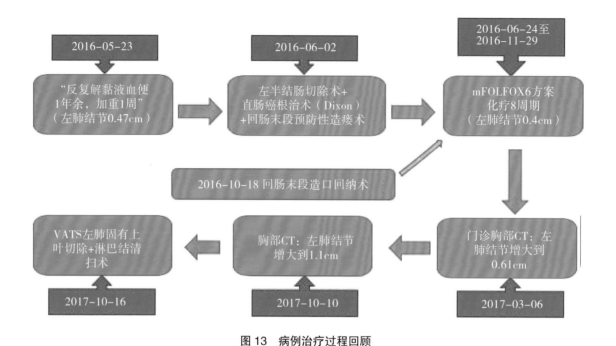

图 13　病例治疗过程回顾

3　随访情况

末次化疗后间隔 3 月或半年复查 1 次，随访至 2021 年 1 月，未见腹盆腔、肺部等部位复发或转移。末次化疗后半年复查 CT（2018-07-28/ 图 14）：①直肠下段吻合口及右下腹回肠吻合口未见异常；②左肺上叶支气管开口处不规则软组织影集链条影，粘连胸膜，考虑术后改变。

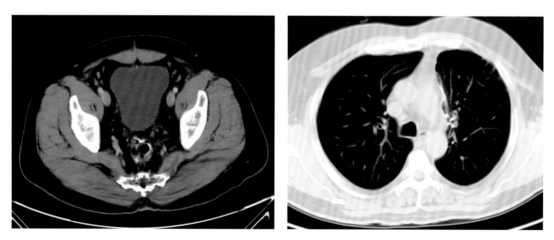

图 14　末次化疗半年后复查 CT：盆腔、胸部 CT（2018-07-28）

4 回顾和点评

本病例为双原发结直肠癌伴同时性肺单发转移患者，团队先后共进行 3 次 MDT 讨论，患者先后经历了原发灶切除术以及术后 mFOLFOX6 方案辅助化疗 8 个周期，因患者初始诊断时肺部病灶过小，无法确定为转移，在经过密集的影像学随访，及时发现患者肺部病灶出现进展，因而采取积极转移灶的切除术，术后继续予以 CapeOx 方案巩固化疗 4 个周期，达到了 NED 的治疗目标。

从本病例当中我们也进行了如下思考：

（1）肺转移是肠癌常见转移类型中预后最佳的亚型。专家共识指出：同时性肺转移均为初发肺转移，治疗不仅需要考虑转移灶的治疗，同时需兼顾原发灶的处理。在初始治疗阶段，判断转移灶和原发灶是否可根治性切除，或是先给予全身系统药物治疗，了解治疗反应及肿瘤生物学行为，再综合决定是否对技术上可达到 NED 状态的患者进行所有病灶的根治性治疗。因此，MDT 治疗理念的指导及团队的介入在整个治疗过程中就显得尤为重要。

（2）对于胸部 CT 影像无法明确性质的肺结节（indeterminate pulmonary nodules，IPN）的诊断，共识推荐 2 名以上影像科专家进行阅片，并与临床医师讨论，结合风险因素（如：双肺外带下野的肺结节大于 5mm，数量 > 4 个，年龄大于 70 岁，原发灶局部分期晚，CEA 水平升高，RAS 基因突变，存在其他脏器转移等）、随访情况及病理检查等综合判断结节性质。长期随访或手术明确的肺结节恶性比率约 10%～35%。随访期间若肿瘤体积增大、数量增多，化疗期间肿瘤体积缩小或数量减少，均提示肺转移可能。经随访不能定性的肺结节，推荐 PET 或 PET-CT 检查，但肿瘤直径 < 1.0 cm 或磨玻璃样结节不推荐使用 PET-CT 检查。对于经密切随访和影像学随访仍无法定性的 IPN，如果其定性将影响临床治疗决策，则推荐行病理检查［可手术切除者，经 MDT 讨论后行手术切除所有病灶，不可手术完全切除者，推荐支气管镜下活检（中央型病灶）或 CT 引导下活检（周围型病灶）］。

（3）从本例病例可见，规范患者的全程管理，对肺微小转移灶保持高度警觉是至关重要的。本例患者虽然首诊时就发现左肺一孤立病灶，但因病灶太小，无法断定是否为转移病灶，此时密集的影像学随访有利于帮助我们及时发现病灶的变化，因而采取积极手术治疗，使患者最大获益。因此，对于发生肠癌远处脏器微小转移灶的此类患者，患者依从性以及多学科讨论综合治疗理念对于患者生存获益是至关重要的。

（4）最后，对于类似本病例这样的患者，针对肺部微小病灶无法明确是否为转移灶，而术后 T、N 病理分期较早［①直肠腺癌术后（pT3N0Mx）；②降结肠癌术后（pTisN0Mx）］的时候，术后是否该行辅助化疗？若是化疗，是仅单药化疗，还是联合化疗？相信这是目前大多数临床医生所面临的困惑，我们也期望未来能得到更多研究及临床实践的支持。

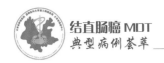
病例 8 局部进展期横结肠癌伴肠梗阻

1 初诊情况

患者张某，女，61 岁，2019 年 3 月 17 日因"腹痛伴腹胀 3 月余"首次就诊于我院。查体：全身浅表淋巴结未触及肿大，心肺腹（－）；直肠指检：指尖所触及范围内直肠黏膜光滑，未触及异常肿块。入院评估：BMI 16.6kg/m²；BSA 1.638m²；ECOG 评分：1 分；NRS 1 分；ADL I 级。既往史：无特殊，"高血压"病史 10 年，血压最高达 160/90mmHg，口服"尼群地平"治疗，血压控制良好。家族史：患者母亲因"淋巴瘤"病故。外院肠镜检查提示：降结肠占位性病变。外院病理会诊报告提示：（降结肠）恶性肿瘤，多考虑腺癌。

入院后完善相关辅助检查：肿瘤标记物在正常范围内。肠镜示（2019-03-18/图 1）：横结肠近脾曲占位并不全性肠梗阻（多考虑恶性）；病理诊断（图 2）：（横结肠近脾曲活检）高级别上皮内瘤变（黏膜内癌）。腹部 CT（2019-03-19/图 3）：横结肠肠壁增厚，范围约 7.5cm，最厚处约 1.4cm，累及局部腹膜；局部肠腔狭窄伴近端结肠不全性梗阻；肠周、胰腺钩突区及肠系膜上动脉根部见多发（8~9 枚）肿大淋巴结，最大者短径约 1.5cm。

初始诊断：横结肠腺癌伴不全性肠梗阻（cT4aN2bM0）。

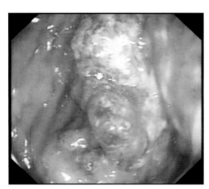
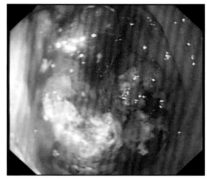

图 1 初诊肠镜（2019-03-18）

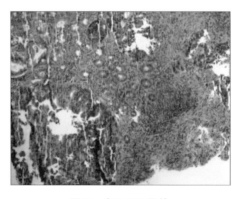

图 2 病理 HE 图片

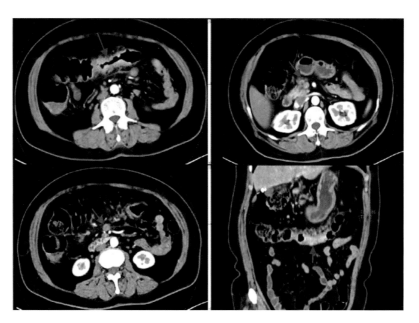

图 3 初诊腹部 CT（2019-03-19）

2 诊疗经过

2.1 第一次 MDT 讨论及治疗情况

2.1.1 第一次 MDT 讨论（2019-03-21）

讨论科室：影像科、结直肠外科、肿瘤内科。

（1）初始及可切除性评估

影像科：CT 显示横结肠肿瘤体积较大、累及肠周间隙，肠周、胰腺钩突区及肠系膜上动脉根部见多发肿大淋巴结，最大者短径约 1.5cm，影像评估为：cT4aN2b，肿瘤导致近端肠管扩张，存在不全性肠梗阻征象。

肿瘤内科：该患者横结肠肿瘤为局部进展期，已出现肠梗阻症状，暂不建议术前化疗。

结直肠外科：横结肠肿瘤有 R0 切除可能性，且患者已出现肠梗阻症状，有手术指征，建议手术，根据术中情况决定具体手术方式。

讨论总结：该患者横结肠肿瘤为局部进展期，肿瘤体积较大、累及肠周间隙，肠周、胰腺钩突区及肠系膜上动脉根部见多发肿大淋巴结，最大者直径 1.5cm，影像评估为：cT3-4aN2b，评估横结肠肿瘤存在 R0 切除可能性，且患者已出现肠梗阻症状，有手术指征，建议手术，根据术中情况决定具体手术方式。

（2）治疗目标：解决梗阻，NED。

（3）治疗方案：剖腹探查（备横结肠癌根治术）。

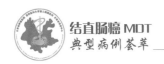
2.1.2　第一次 MDT 讨论后治疗经过

2.1.2.1　手术

2019 年 3 月 23 日行"回肠横结肠吻合术"。

术中情况：术中评估横结肠癌局部侵犯十二指肠水平段、肠系膜上动静脉根部、胰腺钩突区域、结肠中静脉、肠系膜上静脉根部淋巴结增大、融合成块、质硬，无法行根治性手术，遂行"回肠横结肠吻合术"。

2.1.2.2　新辅助化疗

鉴于患者目前梗阻症状解除，而原发肿瘤局部分期较晚，为争取到较好的转化治疗效果，继而为患者争取到一个 R0 切除的机会，肿瘤内科建议给予患者一个高强度的全身治疗（三药化疗）。患者术后遂于 2019 年 4 月 18 日至 2019 年 7 月 23 日期间行 6 个周期 mFOLFOXIRI 方案化疗（剂量：L-OHP：100mg ivgtt d1，CPT-11：200mg ivgtt d1，L-CF：300mg ivgtt d1，5-FU：3.0g WLB 48h；q2w）。

化疗 2 周期后复查（图 4）：缩小 SD。

化疗 4 周期后复查（图 5）：PR。

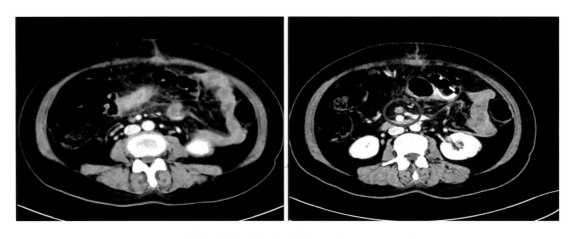

图 4　化疗 2 周期后复查：腹部 CT（2019-05-17）

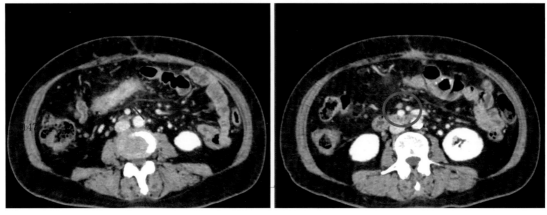

图 5　化疗 4 周期后复查：腹部 CT（2019-06-19）

化疗 6 周期后复查：PR，CT（2019-07-29/图 6）；"横结肠化疗后"：横结肠中段肠壁环形增厚，肠腔狭窄，肠壁最厚处约 0.9cm，范围长约 4.6cm，累及肠壁浆膜面。肠周、肠系膜上动脉根部多发淋巴结显示，大者短径约 0.4cm，结肠病变及转移淋巴结均较前缩小。

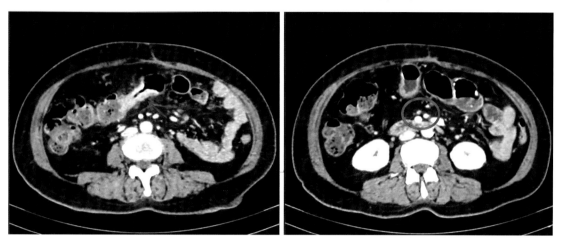

图 6　化疗 6 周期后复查：腹部 CT（2019-07-29）

2.2　第二次 MDT 讨论及治疗情况

2.2.1　第二次 MDT 讨论（2019-08-07）

讨论科室：影像科、结直肠外科、肿瘤内科。

（1）治疗后评估

影像科：横结肠中段肠壁环形增厚，肠腔狭窄，较前病灶范围缩小。肠周及根部多发转移淋巴结，同样较前明显退缩，疗效评估 PR。

肿瘤内科：患者横结肠肿瘤为局部晚期，已先行术前全身化疗 6 周期，目前肿瘤退缩较好，肿瘤若有 R0 手术切除可能，建议及时根治性手术。

结直肠外科：原发病灶经术前治疗后已明显退缩，疗效评估 PR，原发病灶外科技术上可切除，且目前为较好手术时机，建议行根治性切除手术。

讨论总结：原发病灶经术前 6 周期全身化疗后已明显退缩，疗效评估 PR，原发病灶外科技术上可切除，且目前为较好手术时机，建议行根治性切除手术。

（3）治疗目标：NED。

（4）治疗方案：择期行"横结肠癌根治术"。

2.2.2　第二次 MDT 讨论后治疗经过

2.2.2.1　手术

2019 年 8 月 12 日行"横结肠癌根治术 + 术中腹腔灌注化疗术"。

术中情况：腹腔粘连严重，肝左右叶、胆、胰、脾、肾、腹膜后淋巴结探查不清，盆腔及腹腔腹膜无种植转移，肿瘤位于横结肠中段，大小约 4.0cm×5.0cm，质硬，肿瘤突破浆膜，横肠动脉根部、右结肠动脉根部未触及肿大的淋巴结。为预防肿瘤腹腔种植转移，关腹前予以注射用洛铂 60mg

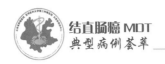

溶于 500mL 蒸馏水灌入腹盆腔，术后 6h 开放引流管。

术后病理诊断（图 7）：〈"横结肠肿瘤"〉：①隆起溃疡型腺癌，中分化，癌组织浸润肠壁达浆膜下层（未突破浆膜层），于镜下见脉管侵犯，未见神经侵犯。TRG 评分：2；②标本两切缘、环周切缘，另送"上切缘""下切缘"于镜下未见癌组织；③肠系膜周围淋巴结（2/13）见癌转移。基因检测示：KRAS、NRAS、BRAF、PIK3CA 均为野生型；微卫星状态：MSS。

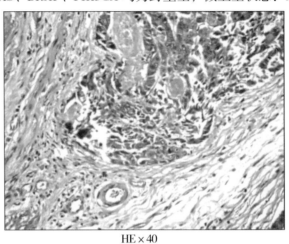

HE×40

图 7　术后病理 HE 图片

术后诊断：横结肠中分化腺癌（ypT3N1bM0 Ⅲ B 期），全 RAS/BRAF 野生型，MSS。

2.2.2.2　术后行 6 个周期 mFOLFOXIRI 方案化疗

考虑患者术前转化治疗有效，术后于 2019 年 9 月 9 日至 2019 年 12 月 13 日继续予以 6 个周期 mFOLFOXIRI 方案化疗（剂量：L-OHP：100mg ivgtt d1，CPT-11：200mg ivgtt d1，L-CF：300mg ivgtt d1，5-FU：3.0g WLB 48h；q2w）。

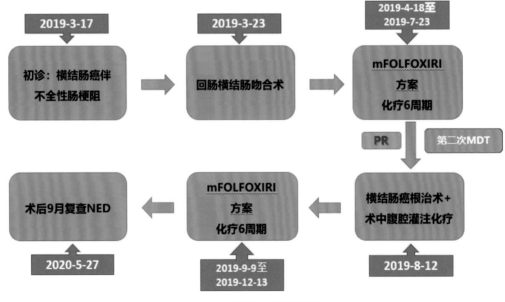

图 8　病例治疗经过回顾

3 随访情况

术后 9 月 / 末次化疗 6 个月复查：腹部 CT（2020-05-27/ 图 9）：结肠吻合口周围术后改变；肝脏未见确切转移瘤。

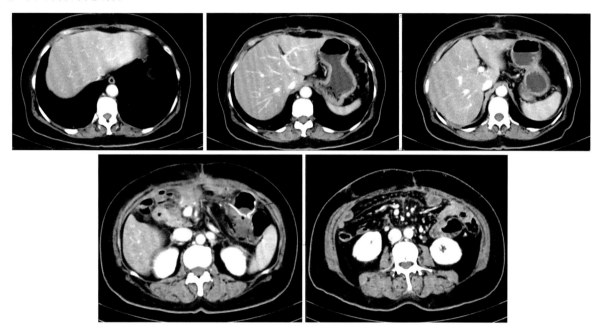

图 9 术后 9 个月复查：腹部 CT（2020-05-27）

4 回顾和点评

本病例为一例初始不可切除的局部进展期横结肠腺癌伴不全性肠梗阻（cT3-4aN2bM0）患者，本团队经过两次 MDT 讨论为患者制定个体化治疗方案，患者因初始治疗时存在梗阻症状，在姑息性短路手术解除梗阻后，通过强有力的三药转化治疗，争取到了二期 R0 手术切除的机会，术后 NED，再经过术后辅助化疗达到治愈。

由本病例引出我们进行了相关思考：

（1）该患者初始治疗时存在不全性肠梗阻的情况，我们是否也可以选择创伤更小的支架置入或是肠梗阻导管的使用来解除梗阻，配合全身转化治疗的实施，减轻患者痛苦。

（2）结肠癌的新辅助治疗尚在探索中，相关研究不多，迄今为止全球最大型的 III 期研究 FOxTROT（奥沙利铂为基础新辅助化疗对比直接手术）显示：新辅助治疗确实提高了外科的 R0 切除率（88.9% 提高到 95.2%，$P = 0.001$）；2020 年该研究更新了生存数据，更加显示出奥沙利铂新辅助化疗有较强的生存获益趋势，结肠癌相关死亡率从 21% 下降至 16%。因此，在临床实践中基于术前基线 CT 检查判断，外科对 R0 切除有担忧的情况下，可以采用术前新辅助化疗来提高 R0 切除率，尤其在一些无法扩大手术切缘的特殊难部位，例如胰腺、十二指肠、髂血管等处。

（3）《2020 版 CSCO 结直肠癌诊疗指南》指出：非转移性的不可切除的结直肠癌一般为 T4b 分

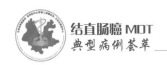

期。对于这部分患者需要观察是否存在外科干预的症状，如肠梗阻、肠穿孔、大出血等症状，需要先进行急诊手术，在排除症状后进行治疗。对于这部分患者可以采用强烈的化疗或同步放化疗将肿瘤从不可切除转变为可切除；对于转化后无法切除或转化失败的结直肠癌患者，则需要按照晚期结直肠癌进行处理。

（4）如何正确地认识和区别在初始治疗时无手术切除机会，是选择出适合转化治疗人群的关键。本例患者经初始评估预计可行 R0 切除，但剖腹探查后无法行根治性手术，因此治疗策略转为转化治疗。在结直肠癌肝转移（CRLM），TRIBE 研究结果显示，FOLFOXIRI 方案＋贝伐珠单抗（BEV）治疗 ORR 明显优于 FOLFOX/FOLFIRI 方案＋ BEV。OLIVIA 研究结果同样显示 FOLFOXIRI 方案＋ BEV 的 ORR 及切除率达优于 FOLFOX/FOLFIRI 方案＋ BEV。那是不是所有患者都应该选择 FOLFOXIRI 方案呢？ FIRE-3 研究和 CALGB/SWOG 80405 研究结果显示，FOLFOX/FOLFIRI 方案＋西妥昔单抗（CET）治疗左半结肠 Ras 野生型 CRLM 的 ORR 达到 68.8% 和 69.4%，接近 FOLFOXIRI 方案＋ BEV，但不良反应却大大降低。因此，对于左半结肠 Ras 野生型初始不可 R0 切除，需要转化治疗的患者选择两药联合 CET 还是三药是值得我们思考的。通常需要结合患者的实际情况综合考虑患者的年龄、一般身体状况是否适合接受强力化疗方案，患者是否存在 BRAF 突变，患者的经济状况以及社会因素等。对于经济状况不好但是身体状况好的患者，也可以尝试单纯 FOLFOXIRI 方案化疗。

（5）而对于术后辅助化疗，CSCO 指南指出：根治性手术后根据术后病理分期决定后续治疗方案。淋巴结未出现的Ⅰ期患者 90% 能够治愈，不需要进行化疗。Ⅱ期低危患者也不需要进行化疗，但有高危因素的患者需要接受联合方案的化疗。而对于没有低危因素和高危因素的普危Ⅱ期患者建议进行化疗，但这部分患者化疗的总体获益不大，进行单药化疗即可（除外 MSI-H 患者）。而Ⅲ期患者一定要进行联合方案的化疗，低危Ⅲ期患者可以接受三个月的 CapeOx 方案化疗，而高危Ⅲ期患者需要将化疗时长延长到 6 个月。单药辅助化疗方案一般选择氟尿嘧啶类药物，如卡培他滨。联合辅助化疗方案一般是在此基础上加入奥沙利铂，如 FOLFOX 方案和 CapeOx 方案。单药辅助化疗时长为六个月，联合方案辅助化疗时长一般对于低危患者为 3 个月，对于高危患者为 6 个月。

就本例患者而言，该患者通过强有力的三药转化治疗，争取到了二期 R0 手术切除的机会，其术后辅助化疗沿用了术前有效的三药化疗，患者目前达到 NED 状态。对于这一部分患者，其术后辅助化疗该如何选择，继续沿用术前三药方案是否强度过大？这都是值得我们思考的地方，也需要更多研究数据支持。

病例 9　局部进展期直肠癌术后盆腔复发

1　初诊情况

患者董某，女，48 岁，2016 年 8 月 24 日因"肛门口疼痛 8 月余，黏液性大便 2 月"首次就诊于我院。查体：全身浅表淋巴结未触及肿大，心肺腹（–）；直肠指检：距肛门口 5cm 可触及大小约 3cm×4cm 质硬肿块，活动稍差，无触痛，退出指套无血染。入院评估：BMI 24.2kg/m²；BSA 1.61m²；ECOG 评分：0 分；NRS 1 分；ADL I 级。既往史：无特殊。家族史：无特殊。

入院后完善相关辅助检查：肿瘤标记物：CEA：2.88μg/L，CA242：14.08 kU/L，CA19-9：17.09 kU/L，AFP：1.14μg/L。2016-8-25 CT：①直肠中下段后壁增厚，病变突破固有肌层外膜，邻近脂肪间隙内见多发显示淋巴结（大于 4 枚），直径小于 1.0cm；②右肺中叶及左肺上叶舌段局限渗出样病变；双肺下叶模糊小粟粒影；③肝右后叶上段包膜下直径约 1.1cm 的低密度小结节，内见斑点状明显强化影，海绵状血管瘤？建议复查。2016 年 8 月 26 日盆腔 MRI（图 1）：①直肠中段肠壁不规则增厚，下缘距肛门约 5.2cm，病变环绕肠周径 1/2～3/4 周，肠壁最厚处约 1.8cm，病灶突破固有肌层外膜（T3），MRF（–），EMVI（–）；②直肠系膜内多枚（大于 4 枚）肿大淋巴结（N2），考虑转移，最大者短径约 0.6cm；③左侧卵巢囊肿。肠镜（2016-08-25）：直肠中下段后壁距肛门 3～6cm 段见结节状肿块隆起，表面有溃烂。病理诊断（图 2）（2016-08-26）：（直肠活检）黏液腺癌，部分为印戒细胞癌。

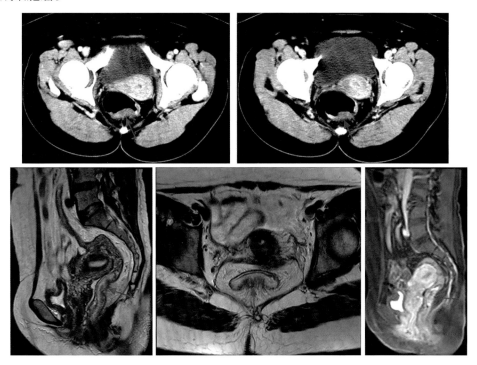

图 1　初诊盆腔 MRI（2016-08-26）

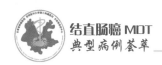

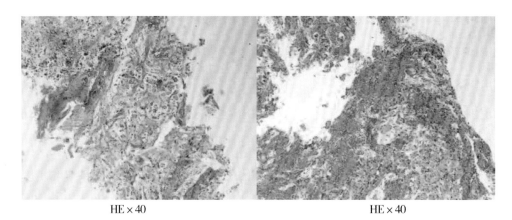

HE×40   HE×40

图2　病理HE图片（2016-08-26）

初始诊断：①直肠黏液腺癌伴印戒细胞癌［cT3N2M0 ⅢC期 MRF（-），EMVI（-）］；②左侧卵巢囊肿。

根据患者临床分期，属于局部进展期直肠癌，有术前新辅助治疗指征，建议行新辅助放化疗。但患者因经济原因拒绝行术前放化疗，并自行在外院行手术治疗。

实际治疗过程：2016年9月5日在当地医院全麻下行"腹腔镜下直肠癌根治术（Dixon）"。手术情况：肿瘤位于腹膜返折处，约5cm×4cm大小，肿瘤侵及浆膜，直肠系膜内可触及多个肿大淋巴结，部分融合成团块，质硬，整块病灶活动，可切除。术后病理诊断（图3）：（直肠及肿瘤）黏液腺癌，部分为印戒细胞癌，癌组织浸润肠壁全层达周围纤维脂肪组织，癌组织浸润神经，并见脉管内癌栓，两切缘、环周切缘及另送"上下切缘"于镜下未见癌组织，肠系膜淋巴结（2/12）见癌转移。术后辅助治疗：患者继续于2016年10月至2017年2月期间继续在外院行mFOLFOX6方案化疗10个周期。

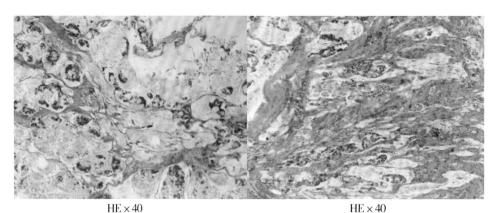

HE×40   HE×40

图3　术后病理HE图片

术后诊断：①直肠黏液腺癌术后 pT3N1M0 ⅢB期；②左侧卵巢囊肿。

末次化疗1年后至我院复查：NED。

肠镜（2018-02-19）：直肠癌术后改变，吻合口炎，未见明显瘘口。

CT（2018-02-19）（图4）：直肠下段吻合口周围术后改变。

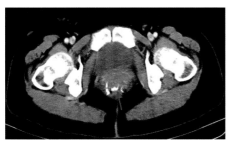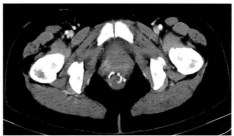

图 4 末次化疗 1 年后复查：盆腔 CT（2018-02-19）

2 末次化疗 2 年后复诊情况

2019 年 3 月初患者因"大便难解 1 月"再次来我院就诊。门诊完善相关检查：CT（2019-03-12/图 5）：直肠吻合口周围肠壁不均匀增厚，肿瘤复发可疑。MRI（2019-03-13/图 6）：直肠吻合口周围肠壁增厚，累及肛管及肛提肌，考虑肿瘤复发。肠镜（2019-03-16）：距肛门 2~8cm 见环壁状新生物，分叶状，中央见溃疡，肠腔狭窄，肠镜无法通过。病理诊断（2019-03-21/图 7）：（直肠活检）腺癌，部分为印戒细胞癌。

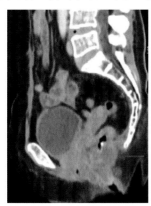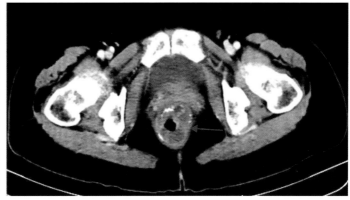

图 5 末次化疗 2 年后复查：盆腔 CT（2019-03-12）

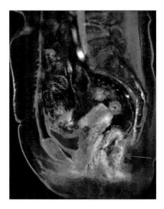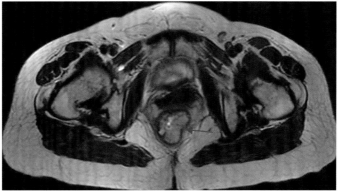

图 6 末次化疗 2 年后复查：盆腔 MRI（2019-03-13）

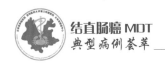
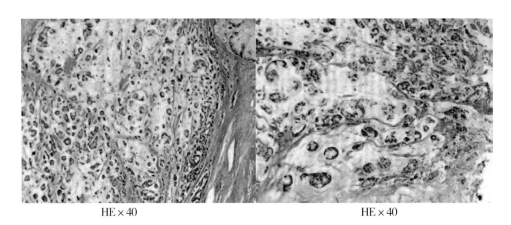

HE×40   HE×40

图 7　病理 HE 图片（2019-03-21）

目前诊断：①不全性肠梗阻；②直肠黏液腺癌术后吻合口复发（rT4bNxM0）；③左侧卵巢囊肿。

3　诊疗经过

3.1　第一次 MDT 讨论及治疗情况

3.1.1　第一次 MDT 讨论（2019-03-27）

讨论科室：影像科、结直肠外科、放射治疗科、肿瘤内科。

（1）可切除性评估

影像科：患者目前影像学资料显示，直肠吻合口壁不均匀增厚，侵及邻近肠壁、肛管及肛提肌，病灶范围较前增大，考虑吻合口肿瘤复发合并不全性肠梗阻。

放射治疗科：患者首诊属于局部进展期直肠癌，有新辅助放疗指征，根据患者术前和术后分期都未行直肠原发灶放疗，存在复发转移的高危因素。外科先通过造瘘解除梗阻以后，放疗考虑给予瘤床区、吻合口复发病灶、术后高危淋巴结引流区，全盆腔 IMRT 放疗。

结直肠外科：患者以大便难解再次返院复诊，肛门指诊提示自肛门对指后触及肿瘤位于距肛门处直肠前壁及双侧壁处，大小约 7cm×5cm，质硬，活动差，考虑复发。患者首诊时即为低位局部晚期直肠癌，因经济原因和患者意愿，未规范行术前新辅助治疗。现术后复发合并梗阻，考虑先造瘘解决梗阻。复发病灶广泛而非局限性，目前没有局部毁损治疗的机会。根据全身系统治疗后肿瘤消退情况，再评估手术机会。

肿瘤内科：局晚期直肠癌术前接受新辅助放化疗能大大降低局部复发率，pCR 率显著提高，有明确的循证医学证据。该患者首诊为局部进展期直肠癌，通过直接手术根治和术后辅助化疗，NED 状态维持 2 年。术后 2 年出现局部吻合口复发和盆腔转移。综合外科和放疗的意见，该患者先造瘘为后续治疗创造条件，再给予补充放化疗，氟尿嘧啶或卡培他滨联合放疗的循证医学证据比较充分。

（2）治疗目标：NED。

（3）治疗方案：待肠梗阻情况解决后行术前治疗，后续再评估疗效及根治性切除机会。

3.1.2　第一次 MDT 讨论后治疗经过

3.1.2.1　手术

2019 年 4 月 5 日行"剖腹探查 + 回肠末端造口术"。

3.1.2.2　同步放化疗

2019 年 4 月 23 日至 2019 年 5 月 29 日在放疗科行调强放疗，放疗靶区范围：瘤床区、吻合口复发病灶、术后高危淋巴结引流区，全盆腔 IMRT 放疗处方剂量：95%PTV DT45Gy/25F/ 5 W，吻合口复发累及病灶补量达 DT 50Gy/25F/5W；放疗期间口服 Cape 治疗。

放化疗后疗效评估：PR。

MR（2019-06-13/ 图 8）：直肠吻合口周围增厚肠壁，较前轻微退缩，盆腔筋膜、骶前筋膜增厚。下腹部小肠吻合口壁未见确切异常。

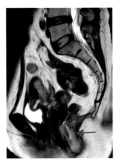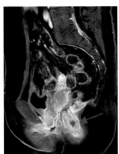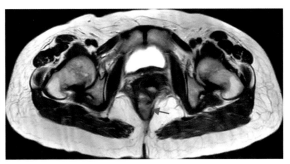

图 8　放化疗后复查：盆腔 MR（2019-06-13）

3.2　第二次 MDT 讨论及治疗情况

3.2.1　第二次 MDT 讨论（2019-06-14）

讨论科室：影像科、结直肠外科、放疗科、肿瘤内科、微创介入科。

（1）治疗后及可切除性评估

影像科：患者治疗后直肠吻合口壁增厚较前轻微退缩，盆腔筋膜、骶前筋膜增厚。

结直肠外科：患者治疗后达到降期的目的，可考虑行根治性手术切除。

微创介入科：患者放化疗后肿瘤退缩明显，同意结直肠外科进行手术切除意见，但术前可行双侧髂内动脉栓塞，降低术中盆腔大出血概率。

放疗科：患者行新辅助放化疗有效。

肿瘤内科：患者通过同步放化疗达到缩瘤和降期的疗效，有再次手术根治的机会。术后辅助治疗的选择和考量，可以根据既往 mFOLFOX6 辅助化疗达到 NED 维持 2 年。提示患者可能对 mFOLFOX6 该方案有一定的敏感性。术后的辅助化疗可考虑 mFOLFOX6，但是需要关注奥沙利铂的累计剂量和神经毒性。

（2）治疗目标：NED。

（3）治疗方案：根治性切除。

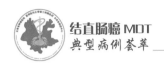
3.2.2　第二次 MDT 讨论后治疗经过

3.2.2.1　术前髂内动脉栓塞

2019 年 6 月 18 日行"经左、右侧髂内动脉 DSA+TAE 术"。

3.2.2.2　手术

2019 年 6 月 20 日行"直肠癌根治性切除术（miles）+ 全子宫、双侧附件及阴道部分切除术 + 回肠造口回纳术 + 乙状结肠永久性造瘘术"。

术中探查：自肛门对指后触及肿瘤位于距肛门处直肠前壁及双侧壁处，大小约 7cm×5cm，质硬，活动差，侵犯盆壁及阴道。

术后病理诊断（2019-06-27）（见图 9）：（直肠及肿瘤，子宫双附件）直肠：黏液腺癌，部分为印戒细胞癌，癌组织浸润肠壁全层。直肠两切缘、环周切缘、子宫体、宫颈内口、宫颈外口、双侧输卵管、双侧卵巢、双侧宫旁、阴道残端、肠系膜于镜下未见癌组织。（骶骨前结节）纤维组织增生、玻变，局部伴钙盐沉积，其间散在少许核稍大细胞。（左侧及右侧盆壁结节）镜下见纤维组织增生，玻变，局部间质出血，未见明确癌组织。

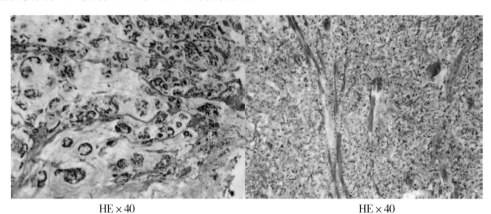

HE×40　　　　　　　　　　　HE×40

图 9　二次手术病理 HE 图片

术后诊断：①直肠癌术后盆腔复发（rpT4bN0M0 Ⅱ B 期）；②直肠黏液腺癌术后 pT3N1M0 Ⅲ B 期；③经左、右侧髂内动脉 DSA+TAE 术后；④左侧卵巢囊肿。

3.2.2.3　术后辅助化疗

继用 CapeOx 化疗方案 6 个周期，末次化疗时间为 2019 年 10 月。

4　随访情况

患者未返院进行复查；电话随访（2021 年 1 月 / 末次术后 18 个月）：患者自诉感身体、精神状态良好，造口袋排气、排便正常。

5 回顾和点评

该患者首诊即为局部进展期直肠癌（cT3N+M0 Ⅲ C 期），因为经济原因和个人意愿拒绝了新辅助放化疗，而直接选择了根治性手术，术后在当地医院行辅助化疗。术后 2 年出现了吻合口复发和盆腔受累，经过我院结直肠癌 MDT 团队的协作，为患者制订了个体化治疗方案，先造瘘解决梗阻，为后期治疗提供时间和机会，然后给予复发灶同步放化疗达到缩瘤、降期的目的，为患者争取了再次手术根治的机会，并达到 NED 的治疗目标。并再次根据术前有效的治疗方案选择 CapeOx 辅助化疗。

从这个病例中我们进行了如下思考：

（1）基于德国的 CAO/ARO/AIO-94 研究结果，术前长程放化疗模式在 LARC 中的地位被确立。尽管术前放化疗模式没有提高 PFS 和 OS，但明显提高局部控制率，3 ~ 4 级毒副反应更低。根据 EORTO 22921 和 FFCD9203 奠定了术前放疗联合氟尿嘧啶作为标准治疗方案，具有更高的病理完全缓解率，和更低的局部复发率。之后的 MARGIT 研究又证实了卡培他滨可以替代 5-FU 联合术前放疗。因此，对于 LARC 术前放化疗能大大减少局部复发率。本例患者术前未行新辅助治疗，存在复发转移高危风险，因此术后两年出现吻合口复发和盆腔受累。

（2）对于术前分期为局部进展期直肠癌患者经新辅助治疗联合局部治疗再次达到 NED 的患者，是否需要做辅助化疗，在临床是有一定争议。利用辅助化疗清除术后可能残余的微转移灶，这很大程度是受结肠癌研究得出的证据影响。直肠和结肠肿瘤无论是临床病程还是生物学上都有较大差异，因此直肠癌应被视为独立而个体的疾病。在 EORTC 22921 的研究中，新辅助治疗后的患者随机分为辅助化疗组和观察组，从 10 年的生存随访数据，两组间无明显差异，接受氟尿嘧啶辅助化疗组的患者没有明显生存率的提高。同样的结论在意大利的 I-CNR-RT 的研究中。在氟尿嘧啶基础上加上奥沙利铂的疗效，结论也不尽相同，包括 CA0/ARO/AIO-4，ADORE，PETACC-6 研究等，目前 NCCN 指南仍推荐对 LARC 患者行标准 6 个月辅助化疗。该患者在二次手术根治切除后继续给予 CapeOx 方案化疗，总体耐受性较好，随访 1 年，病情稳定未见复发转移。该病例通过影像科、肿瘤外科、放疗科、介入科和肿瘤内科等的 MDT 协作，为患者的长期生存创造了机会。

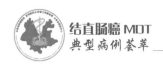
病例 10   直肠癌伴双侧腹股沟及侧方淋巴结转移

1   初诊情况

患者常某，男，63 岁，2017 年 4 月 21 日因"反复大便带血 1 年余"首次就诊于我院。查体：全身浅表淋巴结未触及肿大，心肺腹（－）；直肠指检：进指 7cm 未触及明显异常（指尖所触及范围未触及异常，直肠黏膜光滑，指套退出无染血）。入院评估：BMI 23.81kg/m^2；BSA 1.76m^2；ECOG 评分：0 分；NRS 1 分；ADL I 级。既往史：否认肝炎、结核、传染病史，既往"高血压"病史 20 年，自行口服"硝苯地平片"，"倍他乐克"控制血压良好，既往"糖尿病"病史 13 年，自行注射胰岛素早 21u，晚 26u 皮下注射，否认其他心血管病史，否认手术、外伤史，否认输血史，否认食物、药物过敏史，预防接种史不详。家族史：无特殊。

入院后完善相关辅助检查：肿瘤标记物：CEA：1.03μg/L，CA-242：9.78kU/L，CA-199：19.91kU/L，AFP：3.30μg/L。盆腔 MRI（2017-04-23/图 1）：①直肠上段肠壁环状不均匀增厚，长约 5.4cm，最厚处约 2.0cm，下缘距肛缘约 9.8cm，骑跨腹膜返折，腹膜反折受累；MRF（＋），EMVI（－）。直肠系膜内见大于 7 枚淋巴结，最大者短径约 0.6cm，DWI 呈高信号，增强后不均匀强化，考虑淋巴结转移可能（T4aN+）。②双侧髂内血管旁淋巴结显示，大者约 1.3cm×1.0cm，呈较均匀等 T1 稍长 T2 信号，增强明显较均匀强化，良性淋巴结增生可能。经直肠超声（2017-04-24）：距肛门 88mm 处直肠肠壁局限性不规则增厚，合并肠周异常实质回声，性质待查，考虑直肠癌（T4a）。肠镜（2017-04-26/图 2）：进镜约 10cm，见肠腔内肿物向肠腔内凸起生长，表面凹凸不平，质硬，触之易出血。病理诊断（2017-04-28）：（直肠活检）腺癌。

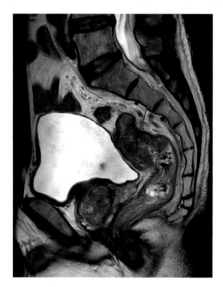
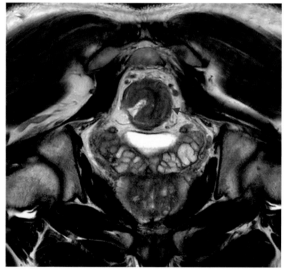

图 1   初诊盆腔 MRI（2017-04-23）

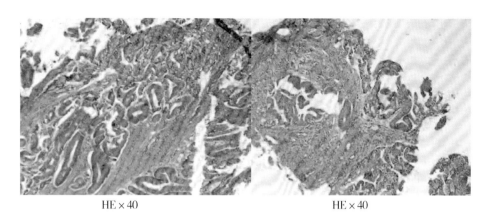

HE×40　　　　　　　　　　　HE×40

图 2　病理 HE 图片（2017-04-28）

初始诊断：①直肠癌（cT4aN+Mx）；②高血压Ⅱ级 极高危组；③2 型糖尿病。

2　诊疗经过

2.1　第一次 MDT 讨论及治疗情况

2.1.1　第一次 MDT 讨论（2017-04-29）

讨论科室：影像科、结直肠外科、放疗科、肿瘤内科。

（1）初始及可切除性评估

影像科：结合盆腔 MRI 和直肠超声检查，直肠上段肠壁环状增厚，最厚处约 2.0cm，病灶骑跨腹膜返折并腹膜反折受累，MRF（+），EMVI（−），直肠系膜内增大淋巴结，强化不均，转移可疑。综合考虑为高位直肠癌（cT4aN+M0）。

结直肠外科：直肠病灶为局部进展期（LARC），MRF（+），EMVI（−），直接手术的术后复发风险高，暂不考虑切除，建议行术前同步放化疗。

放疗科：患者目前直肠 MRI 提示 MRF（+），EMVI（−），直肠系膜内见大于 7 枚软组织结节，考虑为 LARC。建议先行新辅助放化疗降低肿瘤分期。

肿瘤内科：该患者新辅助放化疗（NCRT）指征明确。中国 FOWARC 研究提示，mFOLFOX6+RT 大大提高肿瘤退缩率，不同以往国外研究中奥沙利铂的加入同步放疗中不获益的结果。因此该患者同步放疗期间考虑 mFOLFOX6 方案化疗。

（2）治疗目标：NED。

（3）治疗方案：长程放疗联合 mFOLFOX6 方案化疗。

2.1.2　第一次 MDT 讨论后治疗经过

2.1.2.1　同期放化疗

2017 年 5 月 5 日至 2017 年 6 月 14 日行直肠癌术前调强适形放疗（IMRT，上界：左右髂内、外血管汇合处，下界：可见肿瘤下 3cm），放疗靶区范围及剂量：直肠癌原发病灶 + 预防性淋巴结；

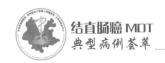

骶前、髂内淋巴结，95% PTV DT 50Gy/25F/5W，2Gy/F；同期联合 mFOLFOX6 方案化疗 2 个周期（剂量：L-OHP 145mg ivgtt d1，L-CF 0.3g ivgtt d1，5-Fu 0.65g iv d1，4.25gWLB 48h；q2w）。

同步放化疗后复查：PR。

CT（2017-08-02/图3）：①"直肠癌术前治疗后"直肠上段肠壁增厚，肠腔变窄，最厚处约 0.6cm，周围直肠系膜内无肿大淋巴结；病灶较前缩小；②平扫、增强显示纵隔、上中下腹腹膜后及盆腔内见直径小于 1.0cm 的小淋巴结显示，未见确切肿大表现。盆腔 MRI（2017-08-04/图4）：①直肠上段肠壁增厚，最厚处约 1.3cm，病灶累及肠壁全层，较前缩小，病灶部分缓解；②双侧腹股沟和髂血管旁多发淋巴结显示，最大者位于右侧腹股沟，大小为 1.2cm×0.9cm，增强扫描较均匀强化，性质待定，隔期复查。电子结肠镜（2017-08-03）：直肠上段癌放化疗后退缩。

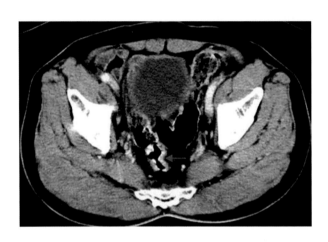

图3　放化疗后复查：盆腔 CT（2017-08-02）

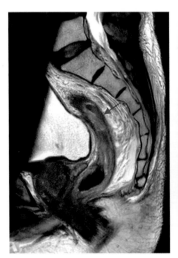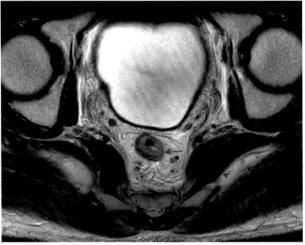

图4　放化疗后复查：盆腔 MRI（2017-08-04）

2.2 第二次 MDT 讨论及治疗情况

2.2.1 第二次 MDT 讨论（2017-08-06）

讨论科室：影像科、结直肠外科、放射治疗科、肿瘤内科。

（1）治疗后及可切除性评估

影像科：患者放化疗后复查 MRI 提示，直肠上段环状不均匀增厚，病灶累及肌层并突破外膜，肿块较前缩小，疗效评估 PR。

结直肠外科：患者属于中位直肠癌，现在同步放化疗结束 8 周，疗效评估接近 PR，治疗目标为手术根治，考虑行根治性手术。

放疗科：患者完成新辅助放化疗，肿块退缩理想，患者体力状态好，无明显手术禁忌，建议行根治性手术。

肿瘤内科：综合以上专家建议，推荐患者考虑手术根治性切除，根据术后病理诊断和基因检测结果再决定下一步治疗方案。

（2）治疗目标：NED。

（3）治疗方案：根治性手术切除。

2.2.2 第二次 MDT 讨论后治疗经过

2.2.2.1 手术

2017 年 8 月 9 日行"直肠癌根治术（Dixon）+ 回肠末段预防性造瘘术 + 双侧盆腔淋巴结清扫术 + 双侧腹股沟淋巴结清扫术"。

术后病理诊断（图 5）：（直肠及肿瘤）腺癌，中分化，浸润肠壁全层达周围纤维脂肪组织，TRG 评级：3 级；未见神经及脉管侵犯；标本两切缘、环周切缘及另送"上切缘、下切缘"未见癌。肠系膜淋巴结（0/3）、左髂外淋巴结（0/1），右髂外淋巴结（0/6），左腹股沟淋巴结（0/8）、右腹股沟淋巴结（0/4）未见癌转移，右闭孔镜下未见淋巴结结构，未见癌组织。

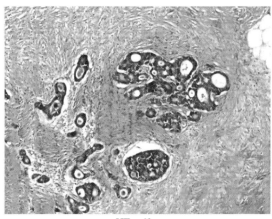

HE×40

图 5 术后病理 HE 图片

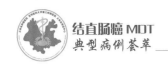

术后诊断：①直肠中分化腺癌术后（ypT3N0M0ⅡA期）；②高血压Ⅱ级 很高危组；③2型糖尿病；④轻度脂肪肝；⑤前列腺增生；⑥结节性甲状腺肿合并胶质囊肿；⑦胆囊结石。

术后复查情况：盆腔CT（2017-09-05）/盆腔MR（2017-09-06）：①"直肠癌术后"，右下腹造瘘口，直肠吻合口肠壁稍厚，骶前筋膜增厚并包裹性积液，考虑术后改变；②盆腔双侧髂血管旁及双侧腹股沟区淋巴囊肿，最大者位于右侧腹股沟区，范围约6.1cm×3.4cm×6.3cm。

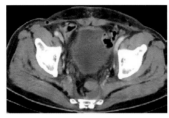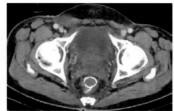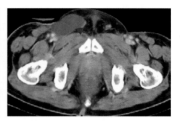

图6　术后复查：盆腔CT（2017-09-05）

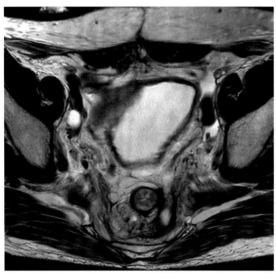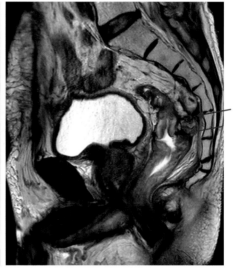

图7　术后复查：盆腔MR（2017-09-06）

2.2.2.2　术后辅助治疗

术后在我院于2017年9月6日、2017年9月28日、2017年10月20日、2017年11月10日、2017年11月29日、2018年12月21日、2018年2月11日、2018年3月9日予以mFOLFOX6方案化疗8个周期（剂量：L-OHP 145mg ivgtt d1，L-CF0.3g ivgtt d1，5-Fu 0.65g iv d1，4.25gWLB48h；q2w）。

辅助化疗期间复查：

CT（2018-01-10）："直肠癌术后"：右下腹造瘘口，直肠吻合口肠壁稍厚，骶前筋膜增厚，考虑术后改变。大肠碘水造影（2018-01-11）："直肠癌术后"：吻合口未见确切狭窄及瘘征象。电子结肠镜（2018-01-12）：直肠癌术后：吻合口炎，吻合口未见明显瘘口及狭窄。

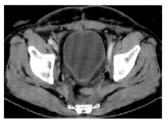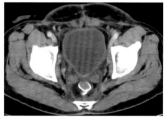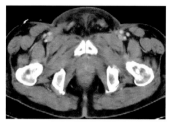

图 8　辅助化疗期间复查：盆腔 CT（2018-01-10）

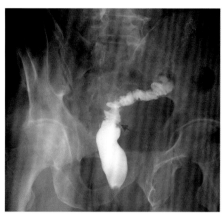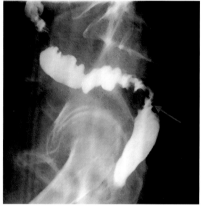

图 9　大肠碘水造影（2018-01-11）

2.2.2.3　再次手术：

辅助化疗期间于 2018 年 1 月 15 日行"回肠末段造口回纳术"。

初诊至整个治疗期间患者肿瘤标志物均在正常范围以内。

3　随访情况

后定期复查未见局部复发或远处转移。随访至 2020 年 4 月病情稳定，生活质量良好，长期生存。

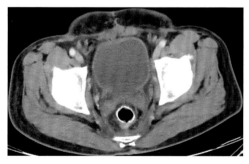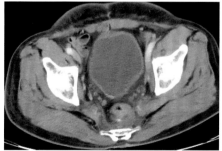

图 10　末次化疗 1 年后复查：盆腔 CT（2019-03-12）

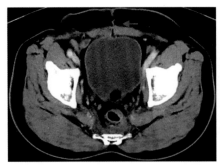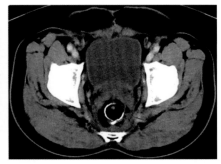

图 11　末次化疗 2 年后复查：盆腔 CT（2020-04-22）

4　回顾和点评

该患者首诊为局部进展期直肠癌（cT4aN+Mx），先给予长程放疗联合 mFOLFOX6 方案化疗，肿瘤明显退缩，达到缩瘤降期的目的。顺利进行了"直肠癌根治术（Dixon）+ 回肠末段预防性造瘘术 + 双侧盆腔淋巴结清扫术 + 双侧腹股沟淋巴结清扫术"。同时规范完成了围手术期 6 个月的化疗。

从这个病例中我们进行了如下思考：

（1）LARC 推荐治疗模式为新辅助放化疗，选择的人群是 T3-4 期，伴或不伴区域内淋巴结转移，以及无论 T 分期的区域内淋巴结转移直肠癌患者。目前 LARC 主要的治疗模式：①有术前长程放疗联合化疗增敏；②术前短程放疗，术后辅助化疗；③全程新辅助治疗（TNT）。

（2）德国 CAO/ARO/AUO-94 的结果证实新辅助放化疗降低局部复发率，氟尿嘧啶是标准的增敏化疗药物。能否联合奥沙利铂是至今为止研究最深入的药物。在欧美国家有多项阴性研究（STAR-01，ACCORD，NSABP R-04 等），这些研究认为，联合奥沙利铂后近期疗效 pCR 没有显著提高，毒性反应明显增加。在长期随访中联合奥沙利铂在 3 年的 DFS 和 OS 中没有差异。因此认为奥沙利铂在新辅助治疗中增毒不增效。在中国的多中心、前瞻性的 FOWARC 研究中，在 3 个队列中，pCR 率最高的是放疗联合 mFOLFOX6，达到 28%。尽管放疗联合 mFOLFOX6 的 pCR 率优势明显，但是和单纯 mFOLFOX6 化疗和 5-FU+ 放疗这两组 3 年的 DFS 和局部复发率没有显著差异。当然 pCR 率的提高依然有着重要的临床意义，它增加了患者后续观察等待的可能性，为患者保留肛门提供了机会。该例患者初始评估为中高位直肠癌（cT4aN1M0），MRF（+），EMVI（-）。需要通过新辅助治疗降期缩瘤，因此选取了 CapeOx 联合长程放疗。从治疗效果看，肿瘤退缩明显，达到了降期的预期目标，进行了根治手术。

（3）另外一个争议较大的问题是新辅助放化疗后的辅助治疗的价值。既往的研究并没有对术后辅助化疗在接受新辅助治疗的直肠癌患者应用中得出一致性的结论。术后的不同的病理分期可能对辅助化疗的价值也不尽相同。因此应根据患者放化疗后的反应和不同的病理分期采用不同的治疗策略。就该患者而言，术后病理分期为直肠中分化腺癌术后（ypT3N0M0 ⅡA 期），按照 NCCN 的推荐继续给予患者 mFOLFOX6 方案化疗，完成围手术期治疗。辅助化疗在术后 ypT1-2N0 患者的治疗获益的争议较大，但还需要更多的病例数量才能进一步证实。近两年对 LARC 的最新研究结果在不断更新临床治疗实践，更强调个体和精准的治疗理念，而这都需要我们更加精准地筛选人群，以及需要结直肠癌 MDT 团队的通力合作。

病例 11　直肠癌伴左侧腹股沟淋巴结转移

1　初诊情况

患者吴某，男，62 岁。2019 年 2 月 18 日因"反复大便带血 1 年，加重 20 余天"。首次入我院，患者于 1 年前无明显诱因出现大便带血，近 20 天以来患者上述症状反复出现，腹痛呈现进行性加重，伴有大便难解，于 2019 年 1 月 23 日到外院就诊，行肠镜检查示：直肠下段近肛门处后壁及右侧壁见不规则菜花样新生物增生，触之易出血；肠镜取材病理诊断（2019-01-25/ 图 1）：（直肠新生物活检）管状绒毛状腺瘤，部分腺上皮呈高级别上皮内瘤变（含黏膜内腺癌），灶性浸润黏膜肌。查体：心肺腹（－）；右侧腹股沟区域可扪及一大小约 0.5cm 大小肿大淋巴结、质韧、活动度好；左侧腹股沟区域分别可扪及 3 枚大小约 2cm 肿大淋巴结、质硬、活动度差。肛门周围未见疤痕及肿块，肛门指检：患者取膝胸位，于距肛门 2cm 可触及浸润型肿块，主要位于左侧壁，指尖可通过，肿块不规则，表面凹凸不平，边界清楚，质软韧硬，基底宽，无触痛，未能触及肿块上缘，大小约 5cm×4cm，指套血染。入院评估：BMI 20.3kg/m²；BSA 1.63 m²；ECOG 评分：0 分；NRS 1 分；ADL I 级。既往史：无特殊。家族史：无特殊。

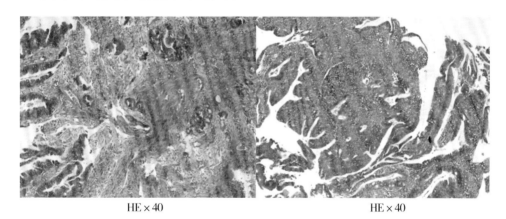

HE×40　　　　　　　　　　HE×40

图 1　病理会诊 HE 图片

入院后完善相关辅助检查：肿瘤标记物：CEA：5.73μg/L，CA242：1kU/L，CA19-9：0.72 kU/L，AFP：4.62μg/L。CT（2019-02-25）示：①直肠下段及肛管壁不均匀增厚，肛门及左侧肛门外括约肌片状稍增厚，考虑恶性；②双侧腹股沟区淋巴结显示，左侧明显，最大者约 1.5cm×1.0cm。盆腔 MR（2019-02-26/ 图 2）：①直肠下段及肛管区肠壁增厚，最厚处约 1.3cm，累及长度约 5.3cm，病变累及内外括约肌间隙（T3），MRF（－），EMVI（－）；②直肠系膜内淋巴结显示，大者短径约 0.3cm，转移待排查（Nx）；③双侧腹股沟区淋巴结显示，大者约 1.5cm×1.0cm，转移可疑。肠镜（2019-02-25）：肛管见一大小约 2.5cm×2cm 菜花状肿物，表面糜烂，活检质脆，全结肠大致正常。超声：双侧腹股沟异常实质回声，考虑转移性肿大淋巴结。

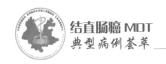

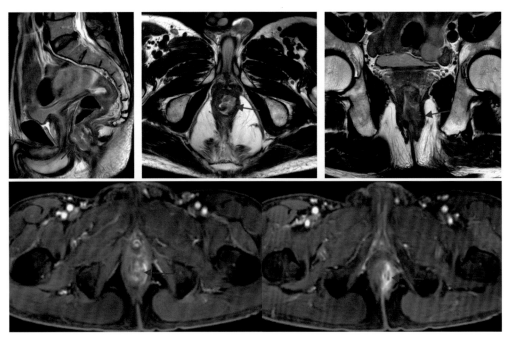

图 2　初诊盆腔 MRI（2019-08-26）

初始诊断：①直肠癌（cT3NxMx）；②双侧腹股沟肿大淋巴结：转移？③前列腺增生；④双肾囊肿。

2　诊疗经过

2.1　首次手术

2019 年 3 月 4 日在全麻下行"腹腔镜下直肠癌根治术（miles）+ 双侧腹股沟淋巴结清扫术"。

术中探查：肿瘤位于直肠下段及肛管处，约 4cm×3cm 大小，溃疡隆起型，质硬，病灶活动。肠系膜未见肿大淋巴结。双侧腹股沟淋巴结肿大，右侧扪及一颗，大小约 0.8cm，质韧；左侧扪及三颗，大小均约 1.5cm，质硬，其余区域未扪及肿大淋巴结。

术后病理诊断（2019-03-07/ 图 3）：（直肠及肿瘤）腺癌，中分化，部分为黏液腺癌，癌组织浸润肠壁深肌层，脉管内见癌栓，未见神经侵犯。标本肠两切缘、环周切缘未见癌组织，肠系膜淋巴结（0/10）未见癌转移。（右侧腹股沟淋巴结）（0/1）未见癌转移，（左侧腹股沟淋巴结）（3/3）见癌转移。

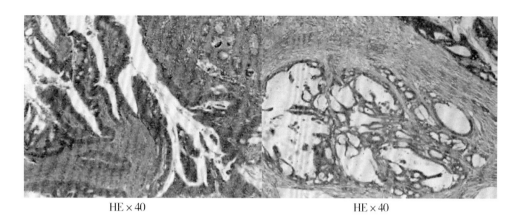

HE×40   HE×40

图 3　术后病理 HE 图片（2019-03-07）

术后诊断：①直肠中分化管状腺癌伴左腹股沟淋巴结转移（pT2N0M1a ⅣA 期）；②前列腺增生；③双肾囊肿。

2.2　第一次 MDT 讨论及治疗情况

2.2.1　第一次 MDT 讨论（2019-03-26）

讨论科室：结直肠外科、放射治疗科、肿瘤内科

（1）目前评估

结直肠外科：患者术后诊断为直肠癌并左腹股沟淋巴结转移术后（PT2N0M1a ⅣA 期），尽管手术对原发病灶和腹股沟淋巴结都达到了 R0 切除，术后的全身化疗和局部治疗是有必要的，待全身情况好转，建议行放化疗，降低局部复发率和远处转移风险。

放射治疗科：患者直肠癌诊断明确，为中分化腺癌并部分黏液腺癌。左侧腹股沟淋巴术后病检明确为转移癌。除了常规照射直肠瘤床区外，盆腔腹股沟淋巴结引流区也需行放疗。

肿瘤内科：患者目前为直肠癌并左腹股沟淋巴结转移术后（PT2N0M1a ⅣA 期）。患者一般情况有改善，ECOG PS 1 分，建议给予 mFOLFOX 或者 CapeOx 全身化疗，尽管患者有腹股沟淋巴结转移，属于 Ⅳ 期，原发灶和转移灶均行根治术，目前是处于无瘤状态，暂不考虑联合靶向药物。需要明确相关的基因状态，更好了解肿瘤的生物学行为，指导后续治疗。

（2）治疗目标：NED。

（3）治疗方案：术后放化疗。

2.2.2　第一次 MDT 讨论后治疗经过

2.2.2.1　化疗加术后放疗

患者于 2019 年 4 月至 2019 年 12 月期间共完成 10 个周期 mFOLFOX6 方案化疗（剂量 L-OHP：120mg ivgtt d1，L-CF：0.3 ivgtt d1，5-Fu：0.5g iv d1，3.5g WLB48h，q2w）；mFOLFOX6 方案化疗 3 周期后，2019 年 7 月 4 日起开始行"直肠癌术后盆腔放疗（上界：髂内外血管交汇处下界：肛门外皮缘）+ 左侧腹股沟区瘤床区：95% PTV 50Gy/25F/5w，2Gy/F。

化疗结束后复查：

盆腔 CT（2019-12-15/ 图 4）：①左下腹壁造瘘口；直肠及肛管缺如，骶前筋膜增厚粘连，考虑术后改变；②膀胱壁稍增厚、毛糙，多考虑炎性病变可能。

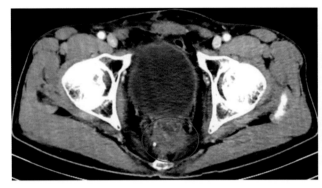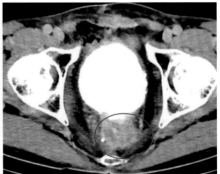

图 4　放化疗后复查：盆腔 CT（2019-12-25）

初诊至整个治疗期间患者肿瘤标志物均在正常范围以内。

3　随访情况

末次治疗时间为 2019 年 12 月，随访至 2020 年 12 月，病情稳定，未见复发和转移。

4　回顾和点评

该患者初诊为直肠癌并左腹股沟淋巴结肿大，转移可能。术前的影像学资料评估，原发灶和腹股沟淋巴结均为可手术切除病灶，因此治疗的目标是手术 R0 切除。而且患者体力状态好，手术意愿强烈，直接行"腹腔镜下直肠癌根治术（miles）+ 双侧腹股沟肿大淋巴结清扫术"。术后病检证实，直肠原发灶浸润肠壁深肌层，肠系膜淋巴结（0/10），左侧腹股沟淋巴结（3/3）见癌转移，术后病理分期（PT2N0M1a IVA 期）。术后继续完成围手术期 6 个月的化疗，并给予盆腔放疗（上界：髂内外血管交汇处 下界：肛门外皮缘）+ 左侧腹股沟区瘤床区，随访 1 年，病情稳定未见复发和转移。

从这个病例中我们进行如下思考：

（1）直肠癌最常见的区域淋巴结复发部位为直肠系膜区、直肠上动脉 / 肠系膜下动脉、髂内 / 闭孔区和髂外区，而腹股沟区淋巴结转移相对少见。根据 AJCC 第 7 版分期，腹股沟淋巴结转移归为 M1 期。该患者在首诊时，考虑诊断为直肠癌并左腹股沟淋巴结转移可能，遵循指南的推荐低位直肠癌术前放化疗一为降低肿瘤分期，提高保肛率，二为降低局部复发。就这个患者而言，患者原发灶无便血、穿孔、梗阻等症状，距离肛门 3cm 属低位直肠癌，即使放化疗后保肛依然困难。因此与患者及其家属沟通后选择直接行直肠癌根治术。

（2）患者术后处于无瘤状态，术后给予 mFOLFOX6 方案化疗和盆腔局部放疗，对于放疗部位的精准定位从原发病灶到腹股沟区淋巴结引流区域的照射，大大减少了局部复发和转移的概率，患者达到长期无瘤生存状态。目前术后无瘤状态是否联合靶向治疗的证据并不充分，有一定争议。该患者先行手术，术后再补充化放疗为患者带来长期的无瘤生存，是结直肠癌 MDT 团队成员发挥各家之所长通过手术、放疗及化疗等综合治疗而带来的获益结果。

病例 12 肛管癌伴右侧腹股沟及侧方淋巴结转移

1 初诊情况

患者董某，女，61 岁，2016 年 11 月 29 日因"发现肛周肿物伴肛门痒痛半年余"首次就诊于外院。查体：全身浅表淋巴结未触及肿大，心肺腹（－）；直肠指检：肛门周围见约 1.5cm×1cm 包块，质硬，表面凹凸不平，肿块不规则，指尖容易通过，指套无血染。入院评估：BMI 23.8kg/m²；BSA 1.7m²；ECOG 评分：0 分；NRS 1 分；ADL I 级。既往史：17 年前曾行右乳腺包块切除术，具体不详。无外伤史，无食物药物过敏史，家族史：无特殊。

入院后完善相关辅助检查：肿瘤标志物：CEA：7.67μg/L，CA242：0.64kU/L，CA19-9：0.60kU/L，AFP：3.44μg/L。肠镜（2016-12-04）：①回肠末端及结直肠黏膜未见异常；②内痔。病理诊断：（肛旁组织活检）恶性肿瘤，考虑为黏液腺癌，免疫组化结果提示胃肠道来源。

腹盆腔 CT（2016-12-10/ 图 1）：①肛门右后方见大小约 1.2cm×1.0cm 类圆形结节；②右侧腹股沟区多枚肿大淋巴结，伴部分相互融合，最大者约 2.2cm×1.5cm，考虑转移可能；③右侧乳腺缺如，右前胸壁及右腋窝呈术后改变；④右侧臀大肌与臀中肌间大小约 3.9cm×1.4cm 的脂肪瘤。PET/CT（2016-12-12/ 图 2）：①右侧乳腺术后缺如，右侧胸壁未见异常密度影或代谢增高灶；②肛门后方皮肤增厚伴代谢增高，恶性不除外，右侧皮下软组织密度结节影未见代谢增高，多考虑炎性；③右侧腹股沟多个肿大淋巴结伴代谢轻度增高，排外转移。B 超提示：右侧腹股沟异常实质回声，性质待查，考虑肿大淋巴结，倾向恶性，予行超声引导下穿刺活检。病理诊断：（右侧腹股沟淋巴结穿刺活检）腺癌，考虑转移性腺癌；（肛管组织活检）黏液腺癌。

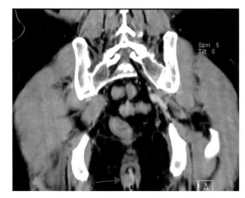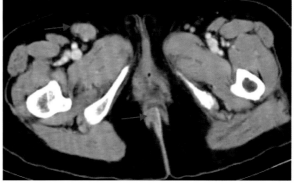

图 1 初诊腹盆腔 CT（2016-12-10）

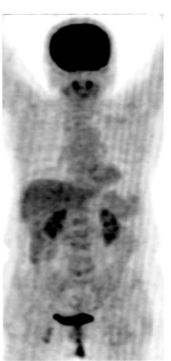

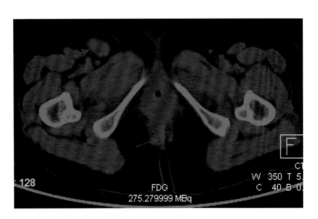

图 2　初诊 PET/CT（2016-12-12）

初始诊断：①肛管黏液腺癌；②右侧腹股沟淋巴结转移性腺癌；③右侧臀部脂肪瘤；④右乳癌术后。

2　诊疗经过

2.1　首次手术

患者有术前新辅助治疗指征，建议行新辅助放化疗；但患者因治疗周期过长拒绝行术前放化疗，遂于 2016 年 12 月 15 日在全麻下行"腹腔镜腹会阴联合切除术 + 右侧腹股沟淋巴结清扫术"。术中探查：肛管及肛门右侧触及 2.5cm 质硬肿块，质中，右侧腹股沟触及多发肿大淋巴结，质硬，最大3cm，可推动。

术后病理诊断（图 3）：（肛管、直肠及肿瘤）腺癌，中—低分化，部分为黏液腺癌，侵及肠壁全层达肠周纤维脂肪组织，见脉管内癌栓，未见神经侵犯；标本两切缘及环周切缘未见癌，肠系膜淋巴结（0/14）未见癌转移。另送（右侧腹股沟淋巴结）（6/11）见腺癌转移，结合临床病史及免疫组化结果符合肠腺癌转移。

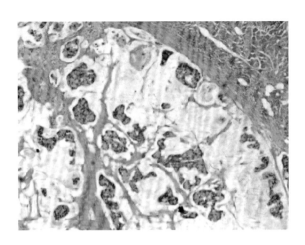

图 3　术后病理 HE 图片

术后诊断：①肛管 – 直肠低分化腺癌并右侧腹股沟淋巴结转移 pT3N0M1a ⅣA 期；②右侧臀部脂肪瘤；③右乳癌术后；④高血压Ⅱ级 很高危组。

2.2　辅助化疗

2017 年 1 月至 2017 年 7 月期间行 6 个周期 CapeOx 方案化疗。因患者出现反复发热，耐受性较差，2017 年 8 月至 2017 年 9 月期间行单药 Cape 化疗 2 个周期。化疗后定期复查。

2.3　病情进展

术后 14 个月 / 末次化疗半年后影像复查提示右侧髂血管旁多发肿大淋巴结，较前新出现，考虑转移性淋巴结，评估为病情进展（PD）。

复查情况 CT（2018-02-22/ 图 4）/ MRI（2018-02-28/ 图 5）：①"直肠癌术后"，直肠肛管区术后改变；左下腹造瘘口并造口疝；②盆腔内右侧髂总、髂内外血管旁多枚肿大淋巴结，大者约 2.7cm×1.4cm（右侧髂外血管旁，粘连血管壁），部分内见坏死，较前为新出现，考虑转移性淋巴结。肠镜（2018-02-23）：直肠肛管癌术后，结肠造口及所见结肠未见异常。

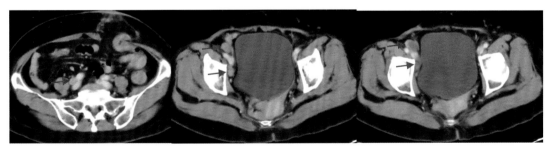

图 4　末次化疗半年后复查；盆腔 CT（2018-02-22）

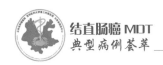
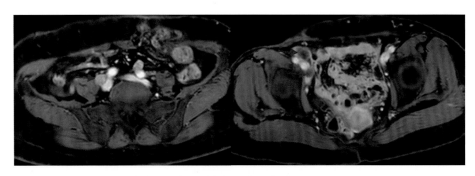

图 5　末次化疗半年后复查；盆腔 MRI（2018-02-28）

2.4　第一次 MDT 讨论及治疗情况

2.4.1　第一次 MDT 讨论（2018-03-01）

讨论科室：影像科、结直肠外科、放射治疗科、肿瘤内科

（1）目前及可切除性评估

影像科：右侧髂血管旁约 7 枚肿大淋巴结，大者约 2.7cm×1.9cm，部分内见坏死，较前为新出现，考虑淋巴结转移。

结直肠外科：患者已行腹会阴联合切除术 + 右侧腹股沟淋巴结清扫术，现新发右侧髂血管旁多发肿大淋巴结，考虑转移。暂不考虑手术治疗。

放射治疗科：患者已行直肠癌及右侧腹股沟淋巴结清扫术后，新发现右侧髂血管旁淋巴结转移病灶，考虑既往未行放疗，评估可行术后盆腔调强适形放疗。

肿瘤内科：患者确诊为肛管 - 直肠低分化腺癌并右侧腹股沟淋巴结转移，并行腹会阴联合切除术 + 右侧腹股沟淋巴结清扫术。术后行辅助化疗 8 个周期，末次治疗时间 2017 年 9 月，现在出现右侧髂血管旁多发肿大淋巴结转移，考虑给予放疗联合二线化疗 FOLFIRI，并完善基因检测指导后续治疗。

（2）治疗目标：NED。

（3）治疗方案：先行放化疗后再评估手术机会。

2.4.2　第一次 MDT 讨论后治疗经过

放疗联合化疗

2018 年 3 月至 2018 年 7 月予以"FOLFIRI"方案化疗 8 个周期（剂量：伊立替康 200mg ivgtt d1，L-CF 250mg vigtt d1，5-Fu 0.5g iv d1，3.0g WLB48h；q2w.），期间联合盆腔调强适形放疗，具体放疗靶区及剂量：瘤床区、髂内外、骶前、闭孔淋巴结引流区放疗，95% PTV，DT 45Gy/25F/5W，1.8Gy/F；右侧髂血管旁转移淋巴结放疗局部加量达 95% PGTV，DT 50Gy/25F/5W，2Gy/F。

放化疗后疗效评估：PR。

CT（2018-07-09）/ MRI（2018-07-11）（图 6）：右腹股沟区片状不规则增厚，强化欠均，同前。盆腔内右侧髂血管旁多枚肿大淋巴结，大者约 1.8cm×1.2cm（右侧髂外血管旁，粘连血管壁），较前缩小。

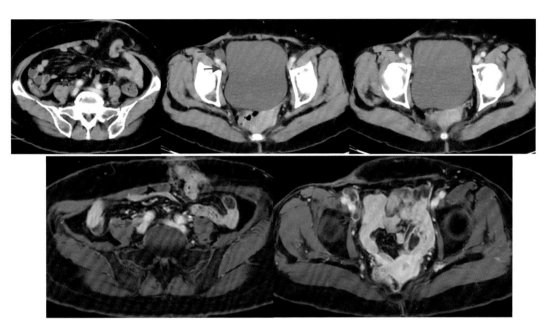

图 6 放化疗后复查：盆腔 CT（2018-07-09）/ MRI（2018-07-11）

2.5 第二次 MDT 讨论及治疗情况

2.5.1 第二次 MDT 讨论（2018-07-13）

讨论科室：影像科、结直肠外科、放射治疗科、肿瘤内科。

（1）治疗后及可切除性评估

影像科：右侧髂血管旁约 7 枚肿大淋巴结，大者约 1.8cm×1.2cm，较前缩小，且病灶内坏死明显，疗效评估 PR。

结直肠外科：经全身化疗 + 局部放疗，疗效达到 PR，有手术根治指征。可以考虑手术治疗。

放射治疗科：目前右侧髂血管旁多发肿大淋巴结，肿瘤负荷较前减小，局部放疗控制良好。

肿瘤内科：患者首诊即为肿瘤晚期，肛管 - 直肠低分化腺癌并右侧腹股沟淋巴结转移（pT3N0M1a IVA 期），根治术后规范行 8 周期辅助化疗，距离末次治疗不到半年时间再次出现右髂血管旁多发肿大淋巴结转移，考虑疾病复发。放疗联合二线方案 FOLFIRI 化疗后，疗效明显，在全身有效治疗的情况下，建议积极考虑局部治疗（比如手术），为患者争取再次 NED 可能。

（2）治疗目标：NED。

（3）治疗方案：右侧盆腔淋巴结清扫术。

2.5.2 第二次 MDT 讨论后治疗经过

2.5.2.1 第二次手术

2018 年 7 月 22 日在全麻下行"腹主动脉旁淋巴结 + 右侧盆腔淋巴结清扫术"。

术中探查：腹膜后淋巴结肿大，腹主动脉分叉处可触及 2.0cm×1.0cm 的肿大淋巴结，质硬，右侧腹股沟深组、髂外静脉旁均触及肿大淋巴结，最大直径约 2.0cm×1.0cm。

术后病理诊断："右腹股深淋巴结"（0/1）、"下腔静脉旁淋巴结"（0/3）、"右髂外淋巴

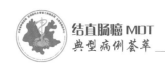

结"（0/1）、"右髂内淋巴结"（0/1）、"闭孔旁淋巴结"（0/2）于镜下未见癌转移。"左腹主动脉旁淋巴结"镜下示纤维脂肪组织，未见淋巴结结构及癌转移。疗效评估 pCR。

2.5.2.2 术后辅助化疗

术后继续予 FOLFIRI 方案辅助化疗 4 个周期，末次化疗时间为 2018 年 12 月。

末次化疗后复查：腹盆腔 CT（2018-12-19）；盆腔 MRI（2019-12-25/图 7）：①"直肠癌术后"，直肠肛管区术后改变；左下腹造瘘口；②右侧腹股沟术后改变，邻近皮肤稍增厚；右髂血管脂肪间隙模糊，考虑术后改变。

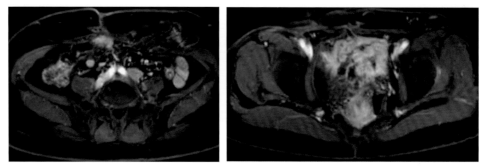

图 7   末次化疗后复查：盆腔 MRI（2019-12-25）

肿瘤标志物情况：整个治疗期间，除首诊（CEA：7.67μg/L）和新出现右髂血管旁淋巴结转移时（CEA：8.06μg/L）升高以外，其余治疗期间均降至正常范围以内。

3   随访情况

定期复查，随访至 2020 年 7 月（第二次术后 2 年 / 末次化疗后 1 年半），复查影像（盆腔 CT/MR；图 8）未见盆腔局部复发或远处转移，持续 NED。

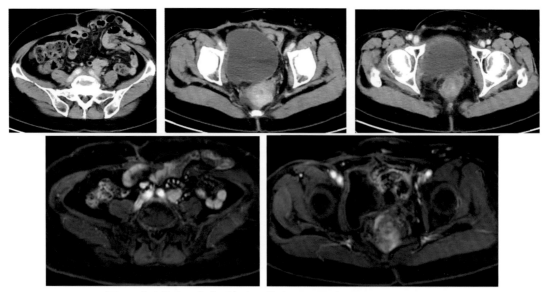

图 8   末次化疗 1 年半后复查：盆腔 CT/MRI（2020-07-13/14）

4 回顾和点评

该患者首诊为肛管 – 直肠低分化腺癌并右侧腹股沟淋巴结转移，行"腹腔镜腹会阴联合切除术 + 右侧腹股沟淋巴结清扫术"（pT3N0M1a ⅣA）。术后病检示（肛管直肠）腺癌中—低分化，部分为黏液腺癌，右侧腹股沟淋巴结（6/11）见癌转移。术后病理分期为 pT3N0M1a Ⅳ A 期，术后给予全身辅助化疗，因患者耐受性较差，未行局部放疗。该患者末次治疗半年后出现右髂血管旁新发的多发肿大淋巴结，合并 CEA 升高，考虑肿瘤复发。再次给予二线 FOLFIRI 联合盆腔调强适形放疗后，髂血管旁淋巴结明显缩小、变少，实施了"腹主动脉旁淋巴结 + 右侧盆腔淋巴结清扫术"，术后病理是 pCR。实现了 NED 的治疗目标。

从这个病例中我们进行如下思考：

（1）直肠癌腹股沟淋巴结转移相对少见，是由于进展期原发灶发生了近端淋巴管堵塞，从而导致反向淋巴引流，或者是因为盆底或腹膜的复发性病灶所产生。低位直肠的淋巴引流常常复杂而不可预测，直肠癌患者一旦发生腹股沟淋巴结转移预后较差。研究发现低分化和黏液腺癌都是肿瘤局部复发的危险因素。该患者的病检即为中低分化腺癌并黏液腺癌，预后较差。

（2）我国学者回顾性分析 134 例直肠癌 TME 术后局部复发的特征，盆腔不同淋巴引流区转移相关性分析结果显示，有腹股沟淋巴结转移的患者，发生髂外淋巴引流区转移的比例高于未发生腹股沟淋巴结转移患者，差异具有统计学意义。该患者末次治疗半年后出现右髂血管旁新发的多发肿大淋巴结，合并 CEA 升高，考虑肿瘤复发。经我院 MDT 讨论，该患者的治疗目标争取再次 NED，遂给予患者二线 FOLFIRI 联合盆腔调强适形放疗后，髂血管旁淋巴结明显缩小、变少，有再次局部治疗指征。经过第二次 MDT 讨论制定实施了"腹主动脉旁淋巴结 + 右侧盆腔淋巴结清扫术"，术后病理是 pCR。患者继续完成术后辅助化疗 4 周期。末次化疗时间为 2018 年 12 月。随访至 2020 年 7 月，持续 NED。从中我们可以看到该患者的长期生存得益于全身治疗联合积极的局部治疗，为患者创造了长期无瘤生存的机会。

第二章

局部进展期直肠癌 MDT 诊治病例专题

Case 1

1 初诊情况

患者，男，64 岁，汉族，2019 年 5 月 15 日因"大便带血伴排便次数增多 2 月余"首次入院。查体：全身浅表淋巴结未触及肿大，心肺腹（－）；直肠指检：肛门周围未见疤痕及肿块，（K-C 位）距肛缘约 7cm 未触及肿瘤，质硬，肠黏膜光整，指套退出无血染；入院评估：BMI 23.39kg/m²；BSA 1.92m²；ECOG 评分：0 分；NRS 1 分；ADL Ⅰ级。既往史、过敏史、家族史：无特殊。

入院后完善相关辅助检查：肿瘤标记物：CEA：3.57μg/L，CA-242：1.39kU/L，CA19-9：7.43kU/L，AFP：2.45μg/L，肠镜（2019-05-10/ 图 1）：进镜 9cm 见 3.0cm×2.5cm 环形菜花状肿物，表面充血结节，糜烂，溃疡，质地脆硬，易出血，取活检。肠镜狭窄，镜身不能通过。诊断：直肠癌并狭窄。病理诊断（2019-05-12/ 图 2）：〈直肠活检〉腺癌；错配修复蛋白（MMR）检测：MLH1（＋）、PMS2（＋）、MSH6（＋）、MSH2（＋）。全腹及盆腔 CT（2019-5-12/ 图 3）：直肠中上段肠壁增厚，最厚处约 1.7cm；直肠系膜多发淋巴结肿大，最大者直径约 1.1cm。盆腔 MRI（2019-05-14/ 图 4）：直肠中上段肠壁增厚，最厚处约 1.7cm，DIS：下缘距肛门约 8.5cm，病变段长约 5.7cm，环绕肠周径约 3/4~1 周，T：病变跨越腹膜返折并腹膜反折受累（T4a），N：直肠系膜内见＞15 枚淋巴结，最大者短径约 1.0cm（N2），MRF（－），EVMI（＋）。

初始诊断：①直肠中上段腺癌［cT4aN2M0 ⅢC 期，MRF（−），EMVI（＋）］；②直肠癌并狭窄。

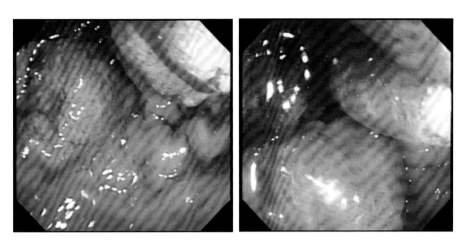

图 1　初诊肠镜（2019−05−10）

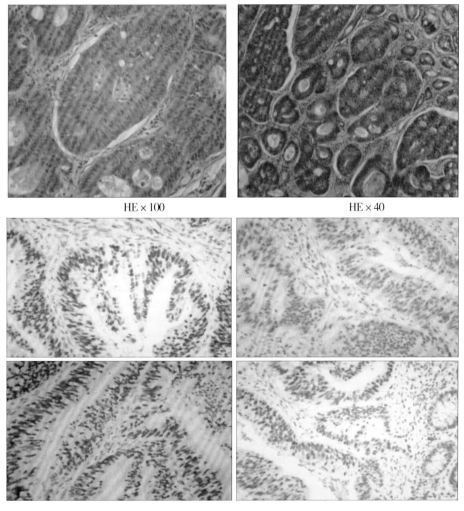

HE×100　　　　　　　　　　　　HE×40

图 2　病理 HE 及 MMR IHC（MSH2，MSH6，MLH1，PMS1）图片（2019−05−12/17）

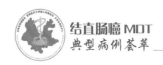
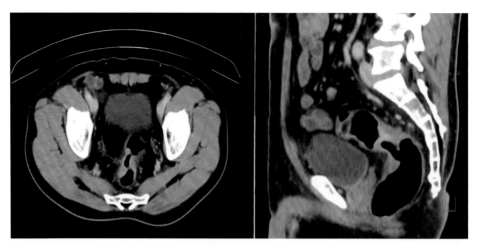

图 3　初诊腹盆腔 CT（2019-05-12）

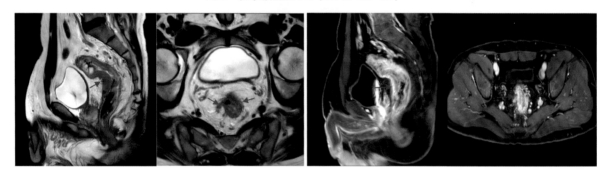

图 4　初诊盆腔 MRI（2019-05-14）

2　诊疗经过

2.1　第一次 MDT 讨论及治疗情况

2.1.1　第一次 MDT 讨论（2018-03-19）

讨论科室：影像科、结直肠外科、放射治疗科、肿瘤内科。

（1）初始及可切除性评估

影像科：盆腔 MRI 按 DISTANCE 评估为 cT4aN2，MRF（－），EMVI（＋）。

结直肠外科：直肠原发灶为局部进展期，且 MRF（－），EMVI（＋），暂不考虑切除，建议行新辅助化疗。

放射治疗科：新辅助化疗后评估疗效，再确定是否行放疗。

肿瘤内科：直肠癌局部晚期，MRF（－），EMVI（＋），建议标准两药化疗（CapeOx）。

讨论总结：①直肠原发灶暂不考虑切除，新辅助放化疗（NCRT）可提高 R0 切除率，降低复发率；②采取术前化疗可评估化疗敏感性，同时给予一个时间窗——"生物学等待窗"；且能客观地了解肿瘤生物学行为，争取达到 NED，并能降低术后早期复发。

（2）治疗目标：NED。

（3）治疗方案：术前新辅助化疗＋新辅助化疗后评估疗效，再确定是否行放疗＋TME 手术＋术后辅助化疗。

2.1.2 第一次 MDT 讨论后治疗经过

2.1.2.1 CapeOx 术前新辅助化疗 4 周期

2019 年 5 月 17 日、2019 年 6 月 7 日、2019 年 6 月 26 日、2019 年 7 月 17 日行 4 个周期 CapeOx 方案化疗：剂量：L-OHP：250mg ivgtt d1；CAP：3.5g，分两次口服，早 3 片、晚 4 片（po d1-14；q3w）。

CapeOx 化疗 4 周期后复查：CCR？

全腹盆腔 CT（2019-08-17）：直肠中上段肠壁增厚，最厚处约 0.8cm；直肠系膜多发淋巴结显示，最大者直径约 0.5cm；较 2019-05-12 片病灶缩小（PR）。

盆腔 MRI（2019-08-18）：直肠中上段肠壁增厚，最厚处约 0.8cm，大部呈稍短 T2 信号纤维样改变（mrTRG2），对比 2019-05-14 片病灶明显缩小。直肠系膜内未见确切肿大淋巴结（PR）。

肠镜（2019-08-16）：距肛缘 10cm 直肠黏膜见一不规则浅表溃疡，面积约 1.0cm×0.8cm，表覆白苔，充血水肿明显，NBI 染色黏膜血管网紊乱，质硬，已取材。

病理诊断（2019-08-19）：〈直肠活检〉黏膜慢性活动性炎，部分腺上皮呈低级别上皮内瘤变。

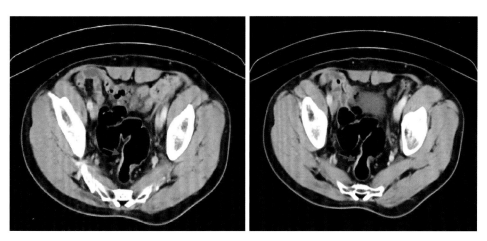

图 5 新辅助化疗后复查：腹盆腔 CT（2019-08-17）

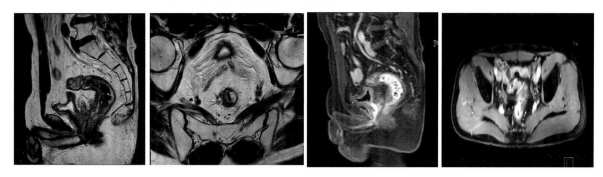

图 6 新辅助化疗后复查：盆腔 MRI（2019-08-18）

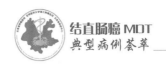
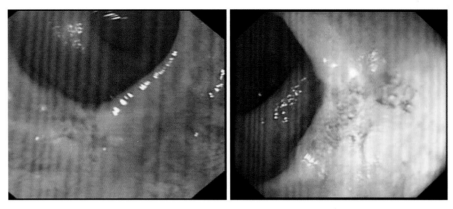

图 7　新辅助化疗后复查：肠镜（20190-8-16）

2.1.2.2　手术

2019 年 8 月 21 日行"腹腔镜直肠癌根治术（Dixon）"。

术后病理：直肠及肿瘤（2019-08-27）：①（病变部位全取材）镜下见黏膜急慢性炎，黏膜及浅肌层可见钙化及黏液湖，未见上皮成分，考虑治疗后改变；TRG 分级：0 级（根据 2018 年 AJCC 第 8 版 TRG 评分系统）；②标本两切缘、环周切缘、"上切缘"\"下切缘"于镜下未见癌组织；③肠系膜下动脉根部淋巴结：镜下示纤维脂肪组织，未见淋巴结结构，未见癌组织；肠系膜淋巴结（0/11）于镜下未见癌转移。手术后病情评估：pCR。

术后诊断：直肠癌综合治疗后 ypT0N0M0（pCR）。

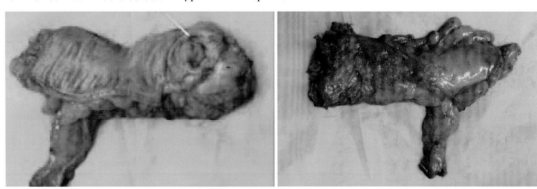

图 8　手术标本（2019-08-21）

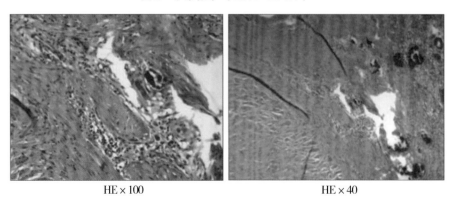

HE×100　　　　　　　　　　　HE×40

图 9　术后病理 HE 图片（2019-08-27）

2.1.2.3 CapeOx 术后辅助化疗 4 周期

2019 年 9 月 10 日、2019 年 10 月 10 日、2019 年 11 月 5 日、2019 年 12 月 3 日行 4 个周期 CapeOx 方案化疗，剂量：L-OHP：250mg ivgtt d1；CAP：3.5g（分两次口服，早 3 片晚 4 片）po d1-14；q3w。

3 后续随访

患者定期返院复查，评估未见盆腔复发及远处转移，至今无瘤生存 1 年半。末次化疗 1 年后复查全腹盆腔 CT（2020-12-23）：肝脏小囊肿，直肠吻合口未见异常。

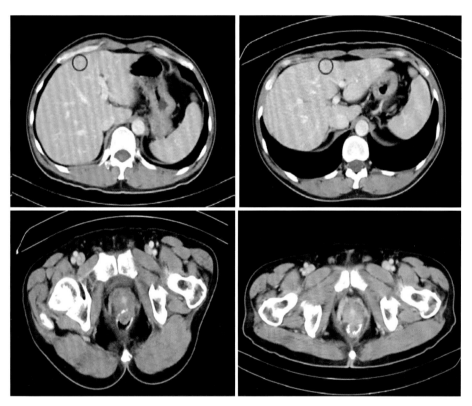

图 10 末次化疗 1 年后复查：腹盆腔 CT（2020-12-23）

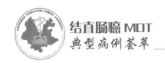

Case 2

女性，50 岁，根据盆腔 MRI 示：初诊 DIS 4cm，T3，A（−），N−，MRF（−），EMVI（−），ESMO 危险度分级：中期。

初始诊断：直肠下段腺癌［cT3N0M0 ⅡA 期，MRF（−），EMVI（−）］。

经 MDT 讨论：新辅助化疗（Neoadjuvant chemotherapy，NCT）（CapeOx 4 周期）+ TME 手术 + 辅助化疗（CapeOx 4 周期）。新辅助治疗后病情评估：cCR。

术后病理：〈直肠及肿瘤〉：①（病变区域全部取材）镜下见黏膜慢性炎伴灶区钙盐沉积及多核巨细胞浸润间质，未见癌组织，考虑治疗后改变；TRG 分级：0 级（根据 2018 年 AJCC 第 8 版 TRG 评分系统）；②标本两切缘、环周切缘、"上切缘"、"下切缘"于镜下未见癌组织；③肠系膜周围淋巴结（0/7）于镜下未见癌转移。手术后病情评估：pCR。

术后诊断：直肠癌综合治疗后 ypT0N0M0（pCR）。

后续随访：患者定期返院复查，评估未见盆腔复发及远处转移，至今无瘤生存 3 年半。

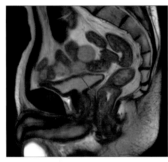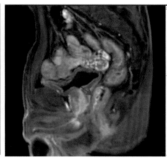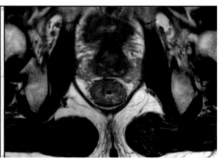

图 1　初诊盆腔 MRI

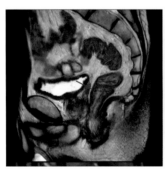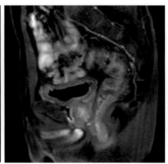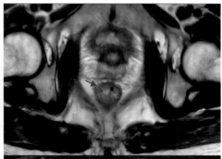

图 2　新辅助化疗后复查：盆腔 MRI

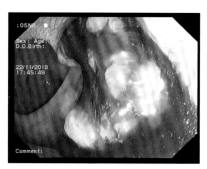
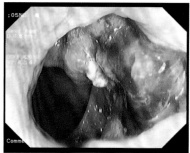

图 3　初诊肠镜

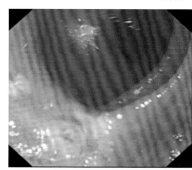
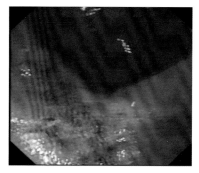

图 4　新辅助化疗后复查：肠镜

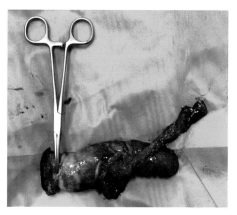

图 5　手术标本

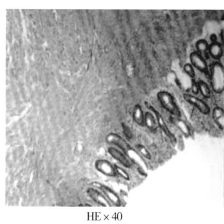
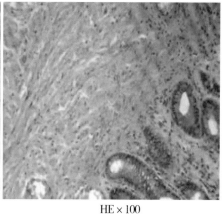

HE×40　　　　　　　　　　　　　　HE×100

图 6　术后病理 HE 图片

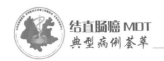
Case 3

男性，53 岁，根据盆腔 MRI 示：DIS：7cm，T4a，A（−），N+，MRF（+），EMVI（+），ESMO 危险度分级：晚期 / 极差。

初始诊断：直肠中段腺癌［cT4aN+M0 Ⅲ 期，MRF（+），EMVI（+）］。

未经 MDT 讨论：行新辅助化疗（NCT）mFOLFOX6 方案 5 周期后行 TME 手术，术后 mFOLFOX6 方案辅助化疗 7 周期。新辅助治疗后病情评估：PR。

术后病理：〈直肠及肿瘤〉：①直肠肿块：溃疡型腺癌，中分化，癌组织浸润肠壁全层达周围纤维脂肪组织；TRG 分级：3 级；②镜下见脉管内癌栓，并见癌组织侵犯神经；③标本两端切缘、环周切缘及另送"上切缘""下切缘"于镜下未见癌组织；⑤肠系膜淋巴结（4/11）于镜下见癌转移；另见肠系膜癌结节 1 枚。基因检测：MSS；KRAS、NRAS 及 BRAF 均未见突变。

术后诊断：直肠癌综合治疗后 ypT4aN2aM0 Ⅲ C 期全 RAS/BRAF 野生型，MSS。

后续随访：术后 1 年返院复查病情评估为疾病进展（PD）：

胸部 CT：双肺多发转移瘤，大者直径约 1.0cm；右侧胸膜转移瘤，大小约 2.1cm×1.1cm；纵隔、肺门多发转移性肿大淋巴结，大者约 4.2cm×1.4cm。

腹部 MRI：肝 S7 段转移瘤并内坏死，直径约 1.3cm。

椎体 MRI 提示：腰椎 MRI：L4 骨质破坏并周围软组织肿块形成，考虑骨转移。

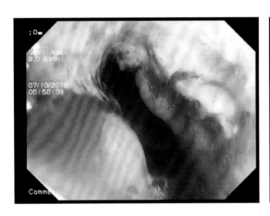
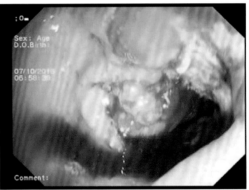

图 1　初诊肠镜

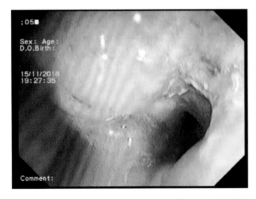
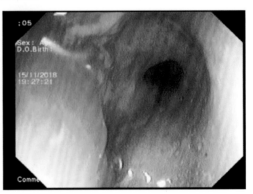

图 2　新辅助化疗后复查：肠镜

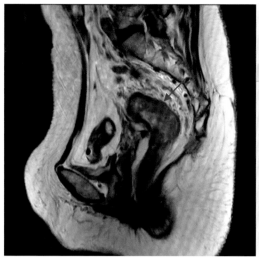
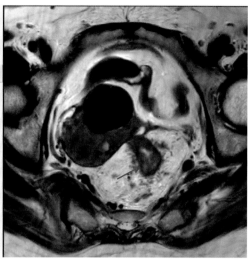

图 3 初诊盆腔 MRI

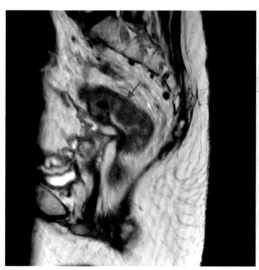
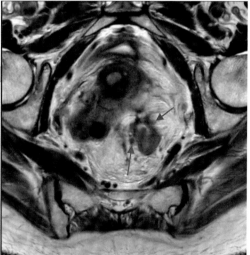

图 4 新辅助化疗后复查：盆腔 MRI

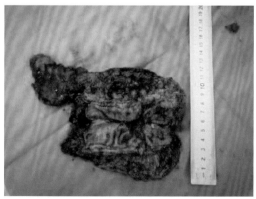
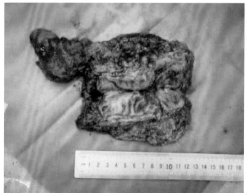

图 5 手术标本

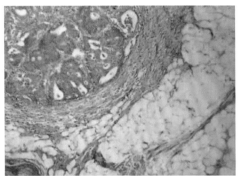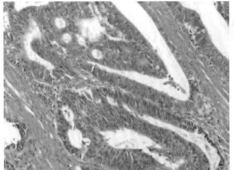

HE×40   HE×100

图 6　术后病理 HE 图片

➤ 检测结果

检测项目		检测结果	结果提示
基因名称	位点		
KRAS	2 号外显子	未突变	KRAS、NRAS、PIK3CA、BRAF 基因经检测为未突变，增加对 anti-EGFR antibodies（cetuximab 西妥昔单抗、panitumumab 帕尼单抗）的敏感性
KRAS	3 号外显子	未突变	
KRAS	4 号外显子	未突变	
NRAS	2 号外显子	未突变	
NRAS	3 号外显子	未突变	
NRAS	4 号外显子	未突变	
BRAF	15 号外显子	未突变	
PIK3CA	9 号外显子	未突变	
PIK3CA	20 号外显子	未突变	
UGT1A1	UGT1A1*28	6/6TA 基因型	患者使用伊立替康治疗产生毒副作用的风险较低
微卫星不稳定性检测		MSS	Ⅱ 期结直肠癌患者可从 5-FU 化疗中获益；晚期结直肠癌患者对抗 PD-1 治疗不敏感

图 7　术后基因检测

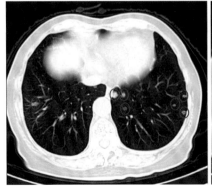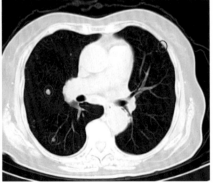

图 8　术后 1 年后复查：胸部 CT

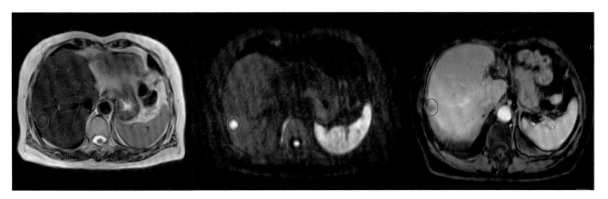

图 9　术后 1 年后复查：腹部 MRI

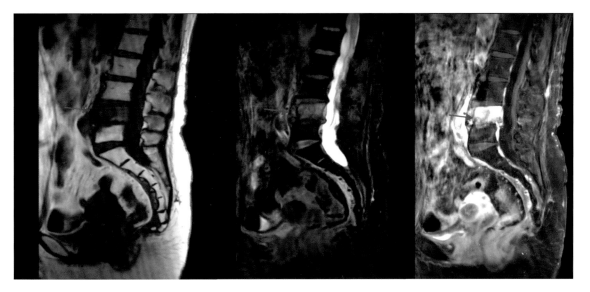

图 10　术后 1 年后复查：椎体 MRI

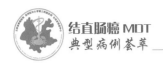

Case 4

男性，55 岁，根据盆腔 MRI 示：DIS：9cm，T4a，A（−），N+，MRF（+），EMVI（+），ESMO 危险度分级：晚期 / 极差。

初始诊断：直肠上段腺癌［cT4aN+M0 Ⅲ 期，MRF（+），EMVI（+）］。

经 MDT 讨论：新辅助化疗（NCT）mFOLFOXIRI 6 周期，行 TME 手术，术后 mFOLFOXIRI 6 周期辅助化疗。新辅助治疗后病情评估：PR。

术后病理：〈直肠及肿瘤〉：①疑似浅溃疡全取：黏膜慢性炎，未见明确癌组织，考虑治疗后改变；TRG 分级：0 级（根据 2018 年 AJCC 第 8 版 TRG 评分系统）；②标本两切缘、环周切缘、"上切缘"、"下切缘"于镜下未见癌组织；③肠系膜淋巴结（0/16）于镜下未见癌转移。手术后病情评估：pCR。

术后诊断：直肠癌综合治疗后 ypT0N0M0（pCR）。

后续随访：患者定期返院复查，评估未见盆腔复发及远处转移，至今无瘤生存 2 年。

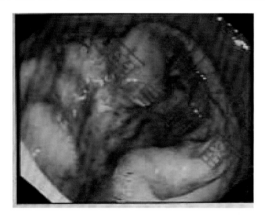
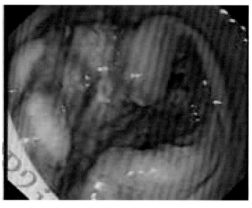

图 1　初诊肠镜

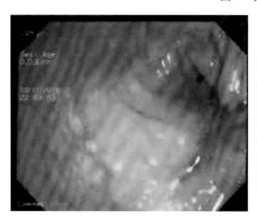
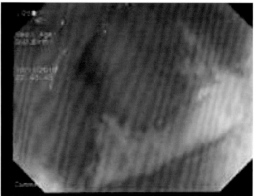

图 2　新辅助化疗后复查：肠镜

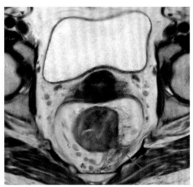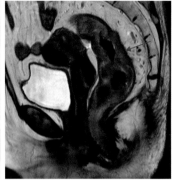

图 3　初诊盆腔 MRI

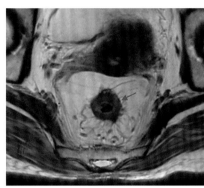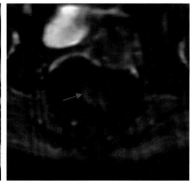

图 4　新辅助化疗后复查：盆腔 MRI

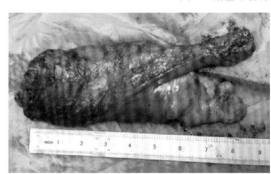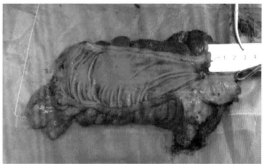

图 5　手术标本

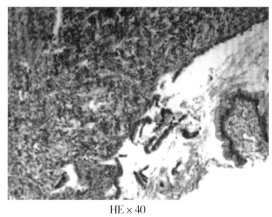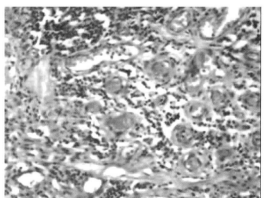

HE×40　　　　　　　　　　　　　　　　　　HE×100

图 6　术后病理 HE 图片

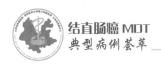

Case 5

女性，45 岁，根据盆腔 MRI 示：DIS：6.3cm，T3，A（−），N+，MRF（+），EMVI（−），ESMO 危险度分级：局部进展期 / 差。

初始诊断：直肠腺癌［cT3N2M0 Ⅲ期，MRF（+），EMVI（−）］。

经 MDT 讨论后建议：术前标准同步放化疗（NCRT）（盆腔调强适形放疗期间同步"Cape"单药化疗）+TME+ 术后辅助治疗（CapeOx 方案 6 周期）。新辅助治疗后病情评估：PR。

术后病理：〈直肠及肿瘤〉：①疑似病变处全取：急慢性炎伴溃疡，未见明确癌组织，考虑治疗后改变；TRG 分级：0 级（根据 2018 年 AJCC 第 8 版 TRG 评分系统）；②标本两切缘、环周切缘、"上切缘"、"下切缘"于镜下未见癌组织；③肠系膜淋巴结（0/15）于镜下未见癌转移。手术后病情评估：pCR。

术后诊断：直肠癌综合治疗后 ypT0N0M0（pCR）。

后续随访：患者定期返院复查，评估未见复发及转移，至今无瘤生存 3 年。

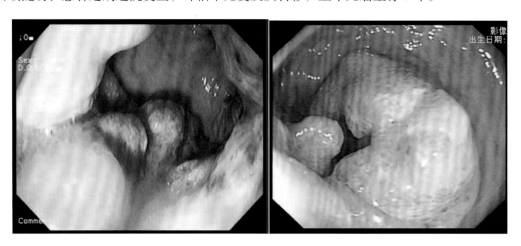

图 1　初诊肠镜

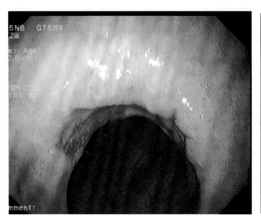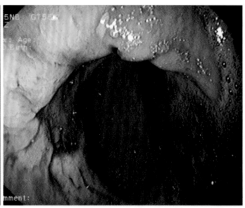

图 2　新辅助放化疗后复查：肠镜

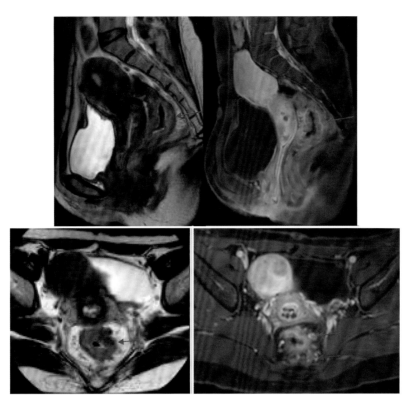

图 3　初诊盆腔 MRI

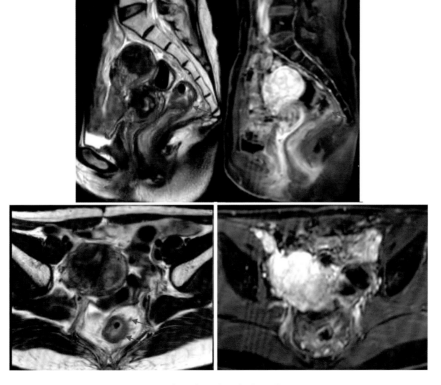

图 4　新辅助放化疗后复查：盆腔 MRI

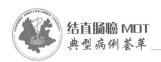
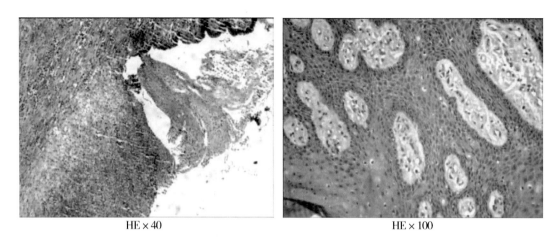

HE×40   HE×100

图 5   术后病理 HE 图片

Case 6

男性，28 岁，家族史：舅舅患"肠癌"。根据盆腔 MRI 示：DIS：9.5cm，T4a，A（-），N+，MRF（+），EMVI（+），ESMO 危险度分级：晚期 / 极差。

初始诊断：直肠上段腺癌［cT4aN+M0 Ⅲ期，MRF（+），EMVI（+）］。

经 MDT 讨论：先行新辅助同步放化疗（NCRT：IMRT，95% PTV 45Gy/1.8Gy/25F 联合 CapeOx 方案 2 周期同步化疗），接着行新辅助化疗（nCT：CapeOx 2 周期）后行 TME（Hartamnn）手术，后续继续 CapeOx 6 周期辅助化疗。新辅助治疗后病情评估：SD。

术后病理：〈直肠及肿瘤〉：①直肠肿块：低分化腺癌伴部分黏液腺癌，癌组织浸润肠壁全层达周围纤维脂肪组织；②脉管内见大量癌栓，并见癌组织侵犯神经；③标本环周切缘见癌组织，两端切缘于镜下未见癌组织；④肠系膜动脉根部淋巴结（4/4），肠系膜周围淋巴结（13/14）于镜下见癌转移。基因检测：MSI-H；KRAS、NRAS 及 BRAF 均为野生型。

术后诊断：直肠癌综合治疗后 ypT4aN2bM0 ⅢC 期全 RAS/BRAF 野生型，MSI-H。

后续随访：术后半年复查评估为病情进展（PD）：盆腔 MRI 提示：左下腹造瘘口；腹水；腹膜、网膜增厚伴结节；腹膜后肿大淋巴结，大者约 1.9cm×1.8cm；均考虑转移。PET-CT 提示：腹水；腹膜网膜增厚伴结节；腹膜后肿大淋巴结；均考虑转移。

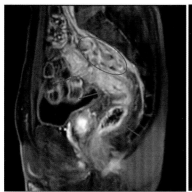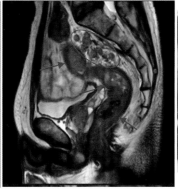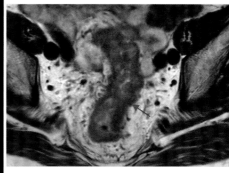

图 1 初诊盆腔 MRI

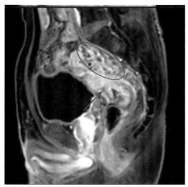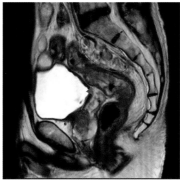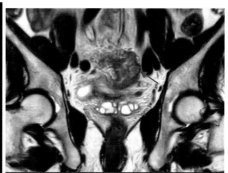

图 2 新辅助放化疗后复查：盆腔 MRI

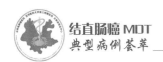

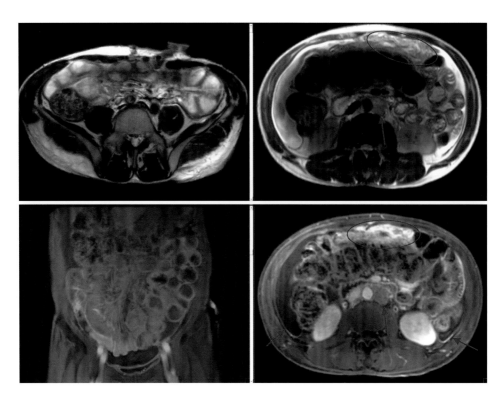

图 3　术后半年复查：腹盆腔 MRI

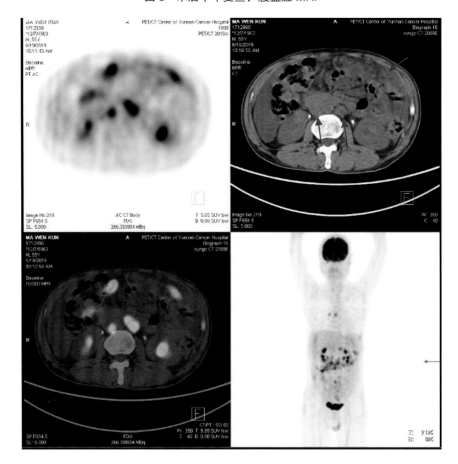

图 4　术后半年复查：PET-CT

Case 7

女性，47 岁，根据盆腔 MRI 示：DIS：中上段，T4b，A（－），N+，MRF（＋），EMVI（＋），ESMO 危险度分级：晚期 / 极差。活检标本行基因检测结果如下：微卫星状态检测：MSI-H；KRAS、NRAS、BRAF 均为野生型，PIK3CA 为突变型。

初始诊断：直肠中上段癌 cT4bN+M0 Ⅲ期全 RAS/BRAF 野生型，MSI-H。

经 MDT 讨论：新辅助免疫治疗［Neoadjuvant immunotherapy，nIT（PD-1 单抗：200mg/ 周期；q3w）］4 周期。疗效评估：PR；后拟继续 nIT 并根据疗效制订下一步治疗方案。

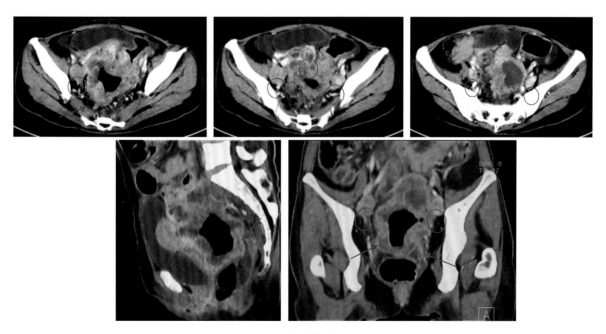

➤ 检测结果

检测项目		检测结果	结果提示
基因名称	位点		
KRAS	2 号外显子 （G12S、G12D、G12C、G12R、G12A、G12V、G13D）	未突变	
	3 号外显子 （Q61K、Q61L、Q61R、Q61H、Q61P、Q61E）	未突变	
	4 号外显子 （A146P、A146T、A146V）	未突变	KRAS、NRAS、BRAF 基因经检测为未突变，增加对 anti-EGFR antibodies（cetuximab 西妥昔单抗，panitumumab 帕尼单抗）的敏感性。
NRAS	2 号外显子 （G12D、G12C、G12V、G12S、G13D、G13V、G13R）	未突变	
	3 号外显子 （Q61K、Q61L、Q61R、Q61H）	未突变	
	4 号外显子 （A146T）	未突变	
BRAF	15 号外显子 （V600E）	未突变	

PIK3CA	9 号外显子 （E542K、E545K、E545D）	未突变	PIK3CA 基因突变，RAS 基因未突变时，有研究显示 PIK3CA 基因突变与 anti-EGFR antibodies（cetuximab 西妥昔单抗，panitumumab 帕尼单抗）的抗药性相关，但目前还存在争议。经综合评估，不建议根据 PIK3CA 基因变异情况制定或改变治疗方案。
	20 号外显子 （H1047R、H1047L）	突变	
UGT1A1	UGT1A1*28	6/6TA 基因型	患者使用伊立替康治疗产生毒副作用的风险较低。
微卫星不稳定性检测	NR21	MSI-H	Ⅱ期结直肠癌患者，MSI-H 患者预后较好，5-FU 化疗不能获益；晚期结直肠癌患者，有 dMMR（MSI-H）患者抗 PD-1 治疗疗效更好。
	BAT26		
	BAT25		
	NR24		
	NR27		

图 1　活检标本基因检测

图 2　初诊盆腔 CT

乙状结肠下段及直肠中上段肠壁不均匀增厚，最厚处约 3.5cm，病灶突破浆膜面，累及子宫、双侧附件、邻近小肠、双侧输尿管及双侧盆壁；周围肠系膜、双侧髂血管多发肿大淋巴结，大者短径约 5.6cm。

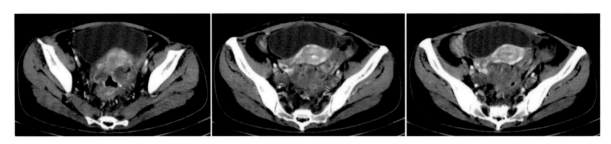

图 3　抗 PD-1 治疗 2 周期后复查：盆腔 CT

乙状结肠下段及直肠中上段肠壁不均匀增厚，最厚处约 2.1cm，病灶突破浆膜面，累及子宫、双侧附件、邻近小肠、双侧输尿管及双侧盆壁；周围肠系膜、双侧髂血管多发肿大淋巴结，大者短径约 2.6cm；对比前片病灶及淋巴结较前缩小（PR）。

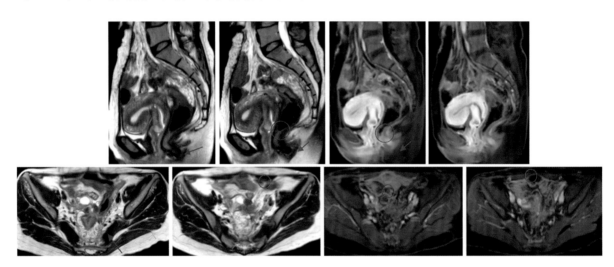

图 4　抗 PD-1 治疗 4 周期后复查：盆腔 MRI

乙状结肠下段及直肠中上段肠壁不均匀增厚，最厚处约 1.3cm，病灶突破浆膜面，累及子宫、双侧附件、邻近小肠、双侧输尿管及双侧盆壁；周围肠系膜、双侧髂血管多发肿大淋巴结，大者短径约 1.6cm；对比前片病灶及淋巴结较前缩小（PR）。

Case 8

男性，55 岁，根据盆腔 MRI 示：DIS：上段，T4a，N+，MRF（+），EMVI（+），ESMO 危险度分级：晚期 / 极差。活检标本行基因检测结果如下：微卫星状态检测：MSI-H；KRAS 为突变型。

初始诊断：直肠上段癌 cT4aN+M0 Ⅲ 期 KRAS 突变型，MSI-H。

未经 MDT 讨论：先行新辅化疗：mFOLFOXIRI 方案 4 周期。疗效评估：PD。

后经 MDT 讨论：更换为新辅助免疫治疗［nIT（PD-1 单抗：200mg/ 周期；q3w）］6 周期。疗效评估：PR。后行 TME 手术。

术后病理：〈直肠及肿瘤〉：①溃疡病变全取：未见明确癌组织，考虑治疗后改变；TRG 分级：0 级（根据 2018 年 AJCC 第 8 版 TRG 评分系统）；②标本两切缘、环周切缘、"上切缘"、"下切缘"于镜下未见癌组织；③肠系膜淋巴结（0/21）于镜下未见癌转移；④另送左盆壁组织：未见明确癌组织。脉管（-），神经（-）。手术后病情评估：pCR。

术后诊断：直肠癌综合治疗后 ypT0N0M0（pCR）。

后续随访：患者半年后返院复查，评估未见盆腔复发及远处转移。

结果小结

检测类型	检测结果		
基因变异 00:00.00	共 13 个基因变异，其中具有明确或潜在临床意义的变异有 6 个		
具有临床意义的变异	KRAS 基因	p.G12D	MLH1 基因	c.2104-1G>T
	APC 基因	p.K1462fs	APC 基因	p.L292fs
	BLM 基因	p.K1217fs	ERBB2 基因	p.R678Q
微卫星不稳定性（MSI）	微卫星高度不稳定型（MSI-H）		
样品总体质量评估	合格		

图 1 活检标本基因检测

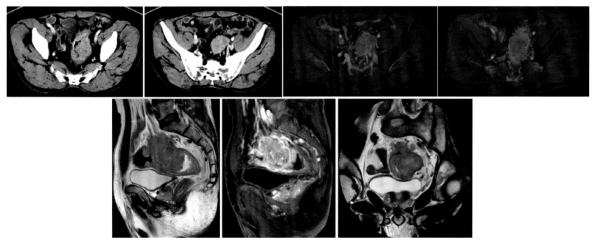

图 2 初诊盆腔 CT/MRI

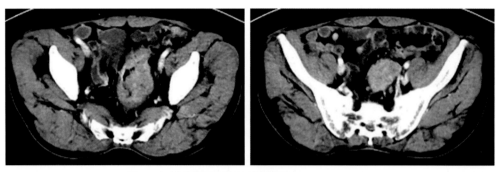

图 3　初诊盆腔 CT（肿瘤长径 6.1cm×4.3cm）

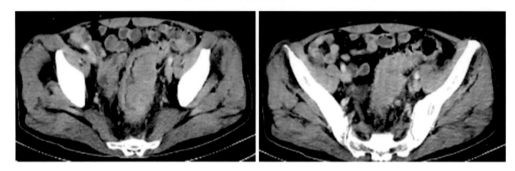

图 4　mFOLFOXIRI 4 周期后复查 CT（肿瘤长径 7.4cm×4.2cm）

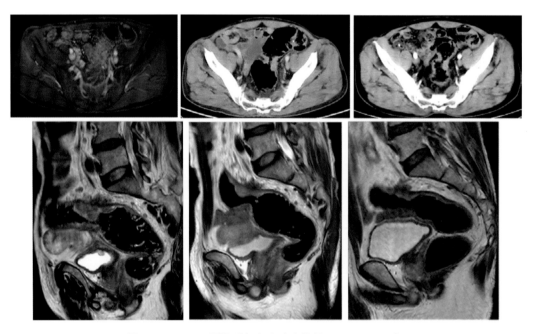

图 5　nIT 2/4/6 周期后复查（肿瘤长径 2.7cm×2cm）

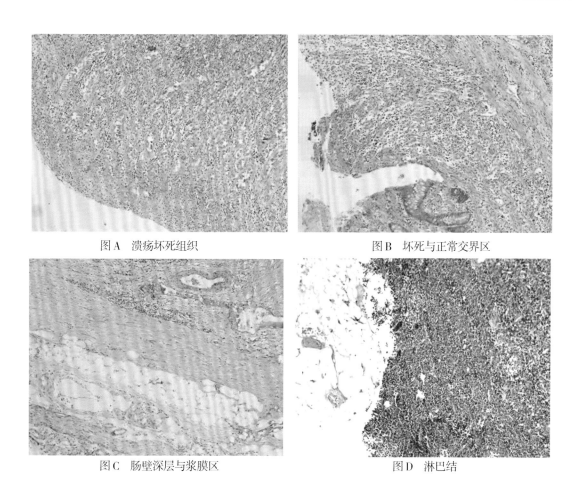

图 A 溃疡坏死组织 　　　　　　　　　图 B 坏死与正常交界区

图 C 肠壁深层与浆膜区 　　　　　　　　图 D 淋巴结

图 6 术后病理 HE 图片（HE×100）

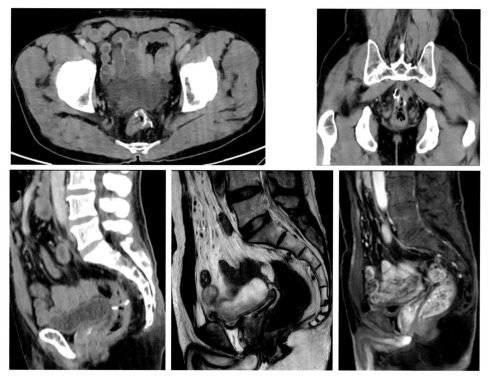

图 7 术后半年复查盆腔 MRI

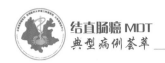
回顾和点评

在此我们分享了 8 例中 LARC 患者的诊治情况，3 例患者在 MDT 讨论后行"新辅助化疗（CapeOx/mFOLFOXIRI 4 ～ 6 周期）+ 手术 + 辅助化疗（CapeOx/ mFOLFOXIRI 4 ～ 6 周期）"达到 pCR 状态，基因检测均是"全 RAS/BRAF 野生型，MSS"；其中 2 例患者 EMVI（+），1 例为 MRF（+）、EMVI（-）的新辅助放化疗后达到 PR 状态；1 例为 MRF（-）、EMVI（-），1 例为 MRF（+）、EMVI（+）。仅 1 例患者未行 MDT 讨论，新辅助化疗 mFOLFOX6 方案 5 周期 +TME 手术 + 术后辅助化 mFOLFOX6 共 7 周期，该患者术后病理提示"肠系膜淋巴结（4/11）于镜下见癌转移；另见肠系膜癌结节 1 枚"，但术后 1 年出现病情进展（PD）：肺、肝、椎体转移。另 1 例患者，DIS：6.3cm，T3，A（-），N+，MRF（+），EMVI（-），ESMO 危险度分级：局部进展期 / 差。经 MDT 讨论后建议常规的术前同步放化疗 + 手术 + 术后辅助化疗。达 PCR。1 例 28 岁年轻患者，经 MDT 讨论行新辅助长程同期放化疗（CapeOx 方案 2 周期）+ 新辅助化疗（CapeOx 2 周期）+TME（Hartamnn）手术 +CapeOx 6 周期维持化疗，该患者术后存在癌组织侵犯全层、脉管癌栓、侵犯神经、多枚转移淋巴结等高危因素，基因检测 MSI-H，术后半年出现病情进展。最后 2 例患者根据基因检测结果提示微卫星状态为 MSI-H，MDT 讨论后直接 PD-1 单抗新辅助免疫治疗，仅 2 周期后评估疗效就达到 PR，提示免疫治疗获益起效较快且持久。并且其中 1 例在新辅助免疫治疗 6 周期后手术，术后病理评估达到 pCR。

基于以上 LARC 选择不同新辅助治疗方案的几个病例，我们可以看出个体化、分层治疗的重要性。对此，我们也对相关知识进行了深入的学习和梳理。

1 TNT 治疗模式

根据国内外指南推荐 LARC 需要放疗（同期放化疗）、手术、化疗，其中《2021 版结直肠癌 CSCO 指南》推荐了：MRI 评估肿瘤下极距肛缘 10 ～ 12cm 以下，cT3/T4 N+ 的直肠癌患者，Ⅰ类证据推荐行长程同步放化疗 + 手术 + 辅助化疗的模式，对于 cT3N0 的直肠癌患者，Ⅱ类证据推荐行短程放疗 + 手术 + 辅助化疗的模式。对于局部进展期直肠癌标准的三明治模式（同步放化疗 + 手术 + 术后辅助化疗），有 25% ～ 75% 患者不能完成术后辅助化疗，但局部晚期直肠癌风险在于远处转移（20% ～ 25%），而不是局部复发，所以全身化疗就显得更重要。

2020 年是局部进展期直肠癌研究丰收的一年，ASCO 和 ESMO 年会均有重要研究报告出炉。在治疗策略里涉及目前该领域最重要的理念：全程新辅助治疗（TNT）。治疗模式有两种，模式一（INCT-TNT）：新辅助诱导化疗（INCT）+ 术前同步放化疗 / 放疗（CRT/SCPRT）+ 根治性手术（TME）；模式二（CNCT-TNT）：术前同步放化疗 / 放疗（CRT/SCPRT）+ 新辅助巩固化疗（CNCT）+ 根治性手术（TME）。以强化术前全身化疗、延长手术等候间隔为标志的 TNT 治疗，其潜在优势为：提高全身化疗依从性和完成率，增加肿瘤缓解程度，提高保肛率或非手术治疗率，最终延长生存。从 2020 年报道的最新研究结果看，TNT 是目前 LARC 术前治疗策略中能带来最大程度肿瘤退缩的治疗模式，不但为器官功能保全提供了机会，也改善了肿瘤无复发转移生存。那么，所有 LARC 患者均应给予 TNT 治疗吗？不同 TNT 模式如何在临床实践中具体应用？根据 2020 ASCO 最新公布直肠癌 OPRA 临床研究结果（TNT 的两种模式）：在器官保留方面，新辅助巩固化疗组（Consolidate neoadjuvant chemotherapy group，CNCT）优于新辅助诱导化疗组（Induced neoadjuvant chemotherapy group，INCT），而在远处转移控制上无区别。而在德国 CAO/ARO/AIO-12 Ⅱ期研究中比较了两者的区别，结果显示 CNCT 组不论是在 pCR 率、毒性反应均优于 INCT 组。基于迄今为止的研究数据，有学者认为：对于肿瘤极低位置，术前评估手术面临肛门括约肌功能丧失或极大损伤者，建议选择 CNCT-TNT，主要治疗目标是最大限度使肿瘤退缩，以期达到 cCR，然后行 W&W，或肿瘤明显退缩后行局部切除，从而最大程度保全功能。对于保肛没有难度、但远处转移风险较高者，如距肛门＞5 cm 中上段肿瘤但伴有 EMVI+、N2、侧方淋巴结+等不良预后因素，建议选择 INCT-TNT，主要治疗目标是最大限度降低远处转移率，延长生存。该模式如果新辅助诱导化疗疗效好，甚至可以考虑免除后续的局部放疗，从而进一步降低治疗副反应。因此 INCT 后的 MDT 评估就变得尤为重要。Case 3 就是个很好的案例。既不存在需要保全器官功能的迫切性，也不存在远处转移高风险的局部进展期直肠癌患者，仍然建议施行传统"三明治"模式，避免过度治疗。

在我们 5 例患者（4 例中上段，1 例下段）中均行新辅助化疗，其中 3 例病灶退缩明显，行 TME 手术治疗后达 pCR，免除放疗；而另外 2 例患者对化疗敏感性低，病灶变化不明显，TME 术后存在高危因素，愈后不佳。随访我们 MDT 团队局部进展期直肠癌既往行 CNCT 模式治疗的患者，55% 患者达 PR/CR/SD，11% 为 PD，34% 失访。

2 根治性放化疗策略

上述 TNT 模式能带来最大限度的肿瘤退缩，最大概率获得 W&W 的机会，给低位直肠癌器官功能保全提供了目前最佳的治疗模式。除此以外，术前新辅助放疗局部加量是另外一种可行的方案。2020 年 ESMO 年会报道了丹麦 WW2 的研究结果。该研究入组的直肠癌人群肿瘤位置极低，分期偏早［Ⅰ期（T1-2N0）患者比例高达 40%］，术前新辅助放疗给予了患者直肠肿瘤局部 62 Gy 的放疗剂量。在这一组肿瘤距离肛缘平均 4.5 cm 的极低位直肠肛管腺癌患者中，获得 cCR 从而进入 W&W 的患者比率高达 83.3%，这是迄今为止所见报道中 cCR 率最高的，提示提高局部放疗剂量，更有利于获得 cCR。而位置越低、分期越早的直肠癌，越容易局部加量，从而达到 cCR，尤其是对于 T2N0 者，更值得外科同道重视。因为该群体目前的指南推荐标准治疗是 TME 手术而无须术前新辅助治疗，而这些极低位患者一旦接受 TME 手术，极有可能需要永久性造口的 APR 手术，丹麦研究提供了另外一种治疗选择。

3 新辅助化疗策略

针对新辅助诱导化疗或新辅助巩固化疗的方案，单药、双药、三药或多化疗药联合方案既往有相关研究。多药化疗方案中，最新 ESMO 大会公布的 PRODIGE 23 Ⅲ期试验 mFOLFIRINOX 方案序贯放化疗（CRT）对比单纯 CRT 术前治疗 LARC 的疗效，结果显示：3 年 DFS 68.5% vs 75.7%（HR 0.69，P=0.034），无远处转移生存期（metastasis-free survival，MFS）71.7% vs 78.8%（HR 0.64，P

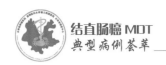

< 0.02），ypCR 12% vs 27.8%（$P < 0.001$），该新辅助治疗方案加 CRT 是安全的，既证了切除质量又显著提高了 ypCR，DFS 和 MFS。虽然化疗期间症状多，但大多可耐受，患者受益时间更长。该研究结果虽未进入指南推荐，但在 MRF 阳性的局部进展期直肠癌患者术前新辅助三药化疗可以尝试，希望患者及早获益。目前新辅助三药化疗长期预后数据有限，现仅限于临床试验。

4 免疫治疗方向

近年来免疫治疗是热点中的热点。其中 KEYNOTE-177 结果表明，一线接受帕博利珠单抗单药与标准治疗（化疗 +/- 贝伐珠单抗 / 西妥昔单抗）相比较显著改善 MSI-H/dMMR mCRC 患者的 PFS（16.5m vs 8.2m，$P=0.0002$），后续的 OS 仍然在随访状态。2018 年 ESMO 年会上首次报道了荷兰的 NICHE 研究，入组的是 I ~ III 期结肠癌患者，dMMR 和 pMMR 各 7 例，采用了 PD-1 单抗（Nivolumab）联合抗 CTLA-4 单抗（Ipilimumab）的双免新辅助治疗。结果发现，仅仅经过 4 周治疗，7 例（100%）dMMR 患者肿瘤得到了明显缓解，4 例患者达到了完全缓解（cR），而 pMMR 患者则几乎没有出现缓解。2020 年对该研究进行了结果更新。入组数量增加为 40 例 I ~ III 期结肠癌患者，其中 21 例为 dMMR 型，20 例为 pMMR（1 例患者同时为 pMMR 和 dMMR 型）。dMMR 组短时间内达到 100%（20/20）的病理缓解率，95%（19/20）的主要病理缓解率，和 60%（12/20）的 pCR 率，并验证了免疫治疗具有一旦获益则疗效持久的特点。不可思议的是，pMMR 组也达到 27%（4/15）的病理缓解率和 20%（3/15）的主要病理缓解率。NICHE 研究结论表明，Nivolumab+Ipilimumab 联合方案完全适合于 dMMR 非转移性 CRC 患者的新辅助免疫治疗。这些临床试验的前提是确诊时就要进行相关基因的检测，才能确定是否应该把免疫治疗提前。我们提供的 1 例年轻患者，有家族史，但可惜未在确诊时就进行基因检测，而是按常规进行了 TNT 模式二。虽然术后确定 MSI-H，但未进行免疫治疗。最终患者全身多发转移，治疗失败。而最后 1 例患者在确诊时就进行了基因检测，确定 MSI-H，首选进行新辅助免疫治疗，疗效明显达 PR，避免了不必要的放疗、化疗的伤害。

5 直肠癌术前治疗的未来展望

直肠癌尤其是低位直肠癌现今的治疗目的与原则一定是"疗效与功能并重""早期直肠癌直接手术"的传统理念应该发生改变，只要初始手术无法保全括约肌功能或预计功能损失会很大，不管分期如何，均应考虑术前治疗，以最大限度保全器官功能。而对于分期稍早的低位、极低位直肠癌，早期介入新辅助治疗，尤其是强化的术前治疗，则可能提供更多的机会保全器官功能。

第三章

云南省肿瘤医院"大咖"团队谈 CRC MDT 专题

大咖谈 1　精准影像：LARC 和 CRLM MDT 诊疗中的"排头兵"

摘　要

众所周知的是，MDT 诊疗的顺利开展首先得益于影像科医师的精准诊断，故精准影像在 MDT 队伍里面一马当先地冲锋陷阵、打开局面、扫清障碍，为我们 MDT 诊疗提供明确的前进路标，充当了"排头兵"的角色，发挥了举足轻重的"先锋"作用。

1　精准影像在 LARC MDT 诊疗中的作用

影像学在局部进展期直肠癌（LARC）的术前分期和治疗后疗效评估中具有重要的意义。对于局部进展期直肠癌而言，治疗前准确的影像学评估及分期是开展后续治疗的最关键因素之一。而这其中，最重要和关键的就是对直肠癌的局部分期。

目前最常用的局部分期方法是高分辨率直肠 MRI 和直肠内镜超声（endoscopic ultrasonography，ERUS）。ERUS 检查结果依赖于操作者的技术水平，并且操作过程中探头倾斜角度会引起肿瘤浸润深度的判定误差，另外，对于较大的直肠癌病灶，超声探头难以进入肠腔内。而高分辨率 MRI 图像上直肠的解剖结构清晰，尤其是非脂肪抑制序列，可准确显示直肠系膜筋膜结构，对肿瘤肠壁外侵犯、系膜浸润深度、盆底组织和周围器官结构侵犯等的判断具有较高的灵敏度，是最理想客观的直

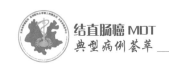

肠癌分期方法。研究也发现 ERUS 仅对早期直肠癌（T1-2 期）分期的准确性与高分辨率 MRI 相当[1-3]；而对于局部进展期（T3-4 期）直肠癌，高分辨率 MRI 具有 ERUS 无法比拟的优势。因此，中国局部进展期直肠癌诊疗专家共识中[6]，推荐对每例局部进展期直肠癌患者常规采用高分辨率直肠 MRI 检查对其进行局部临床分期。

局部进展期直肠癌的局部分期中，最主要的就是对"DISTANCE"的判断，包括肿瘤定位（参照肿瘤下缘距肛缘距离定位）、T 分期、肛门复合体受累情况、环周切缘、壁外血管侵犯、淋巴结转移这六要素的判断，这在局部进展期直肠癌的治疗策略上具有重要价值，而这主要依赖于高分辨率 MRI T2WI 序列。该序列可清晰显示"DISTANCE"中的六要素，尤其是对环周切缘阳性（肿瘤边缘距离系膜边缘 ≤ 1 mm）、壁外血管侵犯和淋巴结转移的显示，均对直肠癌的预后具有显著的预测价值。研究表明高分辨率 MRI 判断环周切缘侵犯情况的准确率极高，达到 94%。

然而，虽然 MRI 可精确地评估直肠肿瘤局部侵犯情况，但是对于直肠系膜内、侧方淋巴结甚至是腹股沟淋巴结转移的精准判断常常也存在困难。众所周知 MRI 主要依据淋巴结的形态、大小，内部信号、同时结合扩散加权成像及对比剂增强特点等来区分转移与非转移性淋巴结。但因转移与非转移性淋巴结在上述征象上存在部分重叠，导致没有一个最佳的阈值和统一的标准来判断淋巴结是否存在转移。MRI 诊断淋巴结转移的灵敏度只有 55%～69%。且直肠癌转移性淋巴结直径 ≤ 5mm 的比例也不在少数，导致其准确性更低。PET-CT 被认为是判断肿瘤淋巴结转移特异性较高的手段，但可能是由于 PET-CT 的空间分辨率较低，导致其检出转移淋巴结的敏感性较低，因此，对于直肠癌转移淋巴结的评估，PET-CT 并没有比高分辨率 MR 显示出更多的优势[11]。虽然目前也有少数研究将新型的 MRI 影像技术，如体素内不相干扩散加权成像（intravoxel incoherent motion –diffusion–weighted imaging，IVIM–DWI）、扩散峰度成像（diffusion kurtosis imaging，DKI）[13] 用于直肠癌转移淋巴结的评估，因其能反映转移淋巴结的微环境特征和变化，但研究较少，目前也没有统一结果。因此，直肠癌淋巴结转移的判断仍是影像诊断的难点。今后应联合应用多种影像成像技术，结合多种影像特征，来提高转移淋巴结的检出率。

局部进展期直肠癌需选择新辅助放化疗联合根治性手术的标准治疗模式。术前新辅助放化疗已成为局部进展期直肠癌的标准治疗方案。新辅助放化疗对于缩小肿瘤体积、降低肿瘤分期、提高保肛率，降低局部复发率和延长患者的生存期具有重要的价值。新辅助放化疗后达到临床完全缓解的患者，可采取等待观察的策略。可见，新辅助放化疗前后，对于局部进展期直肠癌需要再次进行全面和准确的影像学评价，包括肿瘤的再分期和治疗疗效的判断等，这关系到治疗决策的选择。

由于直肠癌新辅助放化疗后组织会发生坏死、水肿、黏液变性及纤维化等改变，治疗后准确的再分期关键在于区别上述改变与残留肿瘤组织。ERUS、CT、MRI、PET-CT 均可应用于局部进展期直肠癌放化疗后的疗效评估，但 ERUS、CT 评价新辅助治疗后的残余肿瘤和分期准确率较低，因为其难以将坏死、水肿、黏液变性、纤维化等改变与残余肿瘤精确区分。虽然有报道显示 PET/CT 在放化疗有效的患者中出现显著的 SUV 值的下降，但 PET/CT 在判断放化疗疗效方面的作用尚不肯定。直肠 MRI 检查仍然是目前推荐度最高、准确性最好、最常应用的疗效评估的影像学技术。

目前，新辅助放化疗后，MRI 肿瘤退缩程度分级（mrTRG）是区分肿瘤治疗有效或无效的有价值的影像指标，这仍主要依赖于轴位高分辨 T2WI 非抑脂序列，因为其能区分纤维 / 黏液成分及参与的肿瘤组织。但由于新辅助治疗后局部肠管易同时合并水肿炎症等改变，加大了准确判断 mrTRG 的难度。因此，常规 MRI 序列对于局部进展期直肠癌新辅助治疗后疗效的判断，尤其是对于少量肿瘤细胞残留及影像学完全缓解方面有较大缺陷，容易导致放化疗后的分期过度，所以常规 MR 扫描评价新辅助治疗后 pCR 效能较低[22]。因此，MRI 功能成像也被应用于局部进展期直肠癌新辅助放化疗疗效的临床预判和评价。如扩散加权成像，DWI 可区分肿瘤病灶和非肿瘤病灶（如放射引起的纤维化、炎症、坏死或黏液变），其表观扩散系数值（Apparent diffusion coefficient，ADC）能定量反映新辅助治疗的疗效。另外动态增强 MRI 可从肿瘤血流灌注方面来辅助评价肿瘤治疗效果。二者都为以解剖学为基础的高分辨率 MRI 提供了有益的补充。目前常用的 MRI 判断指标主要包括 ADC 值、T2 值、肿瘤体积和 K^{trans}、Kep 和 Ve 等。尽管目前用于新辅助治疗后疗效评估的 MR 影像参数较多，但对于 pCR 的评估，不同研究结果间的对比性及可重复性仍欠佳，原因在于缺乏标准化扫描序列、参数及统一量化指标。所以，目前也尚无影像学评价 pCR 的统一标准[23]。

因此，今后需开展前瞻性研究，探索新的检查方式和诊断方法，筛选敏感有效的扫描序列、影像学参数及指标，建立一套完整的关于 LARC 新辅助治疗后疗效评价，尤其是 pCR 评价的影像学标准体系，并加强影像学评价与临床应用的联系，有助于为临床治疗方案的制定提供客观依据，从而为术前调整治疗方案提供可靠依据，以提高 LARC 患者的生存期及生活质量。

2　精准影像在 CRLM MDT 诊疗中的价值

肝脏是结直肠癌最主要的远处转移靶器官，肝转移是影响患者预后的不良因素，且超过一半的结直肠癌患者可发生同时或异时性肝转移，肝转移是临床治疗结直肠癌的重点和难点之一。肝转移灶的手术切除可显著提高患者的生存率。影像学是评估肝转移瘤的主要手段和方法。影像学不仅需要评价肝转移病灶的数量、大小及位置分布，从而判断可切除性，而且也要评估治疗反应及监测复发，在结直肠癌肝转移患者病情评估中起着十分重要的作用。因此，对于结直肠癌肝转移（CRLM）患者，影像学对肝转移瘤治疗前后的准确评估非常关键。

CRLM 的影像学评估包括超声、CT、MRI、PET/CT、PET/MRI 等。肝脏超声是诊断结直肠癌肝转移快捷方便的工具，但术前肝脏转移灶超声定位较难。多层螺旋 CT 是最常用于结直肠癌肝转移灶检出和评估的影像学方法[27]，但 CT 对直径 ≤ 10 mm 的肝转移灶的诊断具有一定的局限性，尤其对直径 ≤ 5 mm 的肝转移灶的诊断局限性更明显，敏感性仅有 8%。尤其在肝脏脂肪浸润和脂肪肝的背景下，CT 对少血管肝转移灶的检出更困难[29]，而患者化疗后并发脂肪肝及脂肪性肝炎非常常见。研究显示，大约 30% 的肝转移瘤在超声或 CT 上无法被检测到，漏诊率较高。而且 CT 所应用的实体瘤疗效评价标准主要是基于肿瘤形态学变化，并不能良好反映肿瘤的病理学改变和变化[32]，而治疗后与患者预后息息相关的正是治疗后转移瘤中是否存在残存肿瘤细胞及残存肿瘤细胞的比例。

MRI 技术可多参数、多序列、多方位成像，具有较高的软组织对比度和良好的空间分辨率，且不接受电离辐射，可多次重复检查，对检测肝转移瘤有较高的敏感度和特异度，尤其在引入动态增强 MRI（dynamic contrast-enhanced MRI，DCE-MRI）和扩散加权成像（diffusion weighted imaging，DWI）等功能学成像方式后，能同时提供结直肠癌肝转移灶的形态学和功能学特征，有利于患者治疗方案选择；而且 MRI 功能成像参数的变化还能反映相应的病理变化，可用于早期治疗效果评估，及时调整治疗方案，从而促进个体化治疗的发展[34-36]。因此，NCCN 指南提出结直肠癌肝转移影像

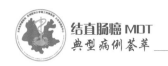

学诊断首选增强 MR 检查。

尽管如此，非特异性对比剂常规增强 MRI 还是难以检出和诊断肝微小转移瘤，因此，MRI 对微小转移瘤的检出和诊断仍是目前临床工作和 MDT 诊疗中的难点。近来研究发现利用肝胆特异性对比剂[钆塞酸（gadolinium-ethoxybenzyl-diethylenetriamine pentaacetic acid，Gd-EOB-DTPA）]和钆贝葡胺（gadobenate dimeglumine，Gd-BOPTA）的增强 MRI 检测结直肠癌肝转移灶具有更高的灵敏度和特异度[37]，尤其是在脂肪肝背景下对小病灶（≤ 1cm）的检出。加上 DWI 对微小病灶的检测也具有较高的敏感度，目前认为扩散加权成像联合磁共振肝胆特异性对比剂能提高检出肝脏微小转移瘤，可显著提高肝转移患者的诊断准确性。因此，虽然肝胆特异性对比剂的价格相对较贵，但其对病灶检出的高敏感度可一定程度上弥补这种缺点，因为准确的检出病灶并对其定性可避免后续更多的影像学检查、活检，甚至手术切除。

此外，肝转移瘤治疗后的疗效评价对直肠癌后续的治疗至关重要。如上所述，因为常规以形态学变化为标准的实体瘤疗效评价标准对于肝转移瘤疗效的评价具有滞后性，因此越来越多的功能 MRI 成像技术被用于早期评价肝转移瘤的治疗效果。研究发现 MRI 扩散加权成像（DWI）的 ADC 值的变化可预测肝转移瘤的治疗疗效，可作为评价结直肠癌肝转移治疗有效的生物学指标。另有学者提出肝胆特异性对比剂 MR 增强扫描联合 DWI 能检测到结直肠癌肝转移术前化疗后的完全缓解，这对决定患者的后续手术方案有重要意义。另外，DCE-MRI 可通过评价病灶的微血管灌注情况进而来评估抗血管药物的治疗效果，其血流动力学参数较 DCE-CT 有更好的再现性，更利于实现评估的标准化[26，30]。研究发现，DCE 的定量参数可作为预测肝转移瘤治疗效果及疾病进展的一种药效动力学指标。

然而，MRI 虽然是一种评价结直肠癌肝转移的高敏感方法，但其检查时间较长，价格相对昂贵，且患者必须能配合呼吸指令，必须严格筛选不兼容的植入设备，以及幽闭恐怖症和严重肾脏疾病等禁忌证，并不适用于所有患者。因此，在临床实践中，应选择合适的个体化影像检查技术，为患者提供最优化的检查策略，这对结直肠癌肝转移瘤患者的治疗具有重要的意义。

参考文献

［1］Bipat S，Glas AS，Slors FJ，et al. Rectal cancer: local staging and assessment of lymph node involvement with endoluminal US，CT，and MR imaging-a meta-analysis. Radiology，2004，232（3）：773-783.

［2］Al-Sukhni E，Milot L，Fruitman M，et al. Diagnostic accuracy of MRI for assessment of T category，lymph node metastases，and circumferential resection margin involvement in patients with rectal cancer: a systematic review and metaanalysis. Ann Surg Oncol，2012，19（7）：2212-2223.

［3］Puli SR，Bechtold ML，Reddy JB，et al. How good is endoscopic ultrasound in differentiating various T stages of rectal cancer? Meta-analysis and systematic review. Ann Surg Oncol，2009，16（2）：254-265.

［4］Taylor FG，Quirke P，Heald RJ，et al. One millimeter is the safe cut-off for magnetic resonance imaging prediction of surgical margin status in rectal cancer. Br J Surg，2011，98（6）：872-879.

［5］Smith NJ，Barbachano Y，Norman AR，et al. Prognostic significance of magnetic resonance imagingdetected extramural vascular invasion in rectal cancer. Br J Surg，2008，95（2）：229-236.

［6］中国抗癌协会大肠癌专业委员会，中国局部进展期直肠癌诊疗专家共识［J］. 中国癌症杂志. 2017，27（1）：41-80.

［7］Patel UB，Taylor F，Blomqvist L，et al. Magnetic resonance imaging-detected tumor response for locally advanced rectal cancer predicts survival outcomes：MERCURY experience. J Clin Oncol，2011，29（28）：3753-3760.

［8］Brown G，Richards CJ，Bourne MW，et al. Morphologic predictors of lymph node status in rectal cancer with use of high-spatial-resolution MR imaging with histopathologic comparison. Radiology，2003，227（2）：371-377.

［9］Brown G. Local radiological staging of rectal cancer. Clin Radiol，2004，59（3）：213-214.

［10］Kim JH，Beets GL，Kim MJ，et al. High-resolution MR imaging for nodal staging in rectal cancer：are there any criteria in addition to the size? Eur J Radiol，2004，52（1）：78-83.

［11］Kim DJ，Kim JH，Ryu YH，et al. Nodal staging of rectal cancer：high-resolution pelvic MRI versus 18F-FDG PET-CT. Journal of Computer Assisted Tomography，2011，35（5）：531.

［12］Yu，XP，Wen，L，Hou，J，et al. Discrimination between Metastatic and Nonmetastatic Mesorectal Lymph Nodes in Rectal Cancer Using Intravoxel Incoherent Motion Diffusion-weighted Magnetic Resonance Imaging. Acad Radiol，2016，23（4）：479-485.

［13］Yu，J，Dai，X，Zou，HH，et al. Diffusion kurtosis imaging in identifying the malignancy of lymph nodes during the primary staging of rectal cancer. Colorectal Dis，2018，20（2）：116-125.

［14］Denis LB. Apparent diffusion coefficient and beyond：what diffusion MR imaging can tell us about tissue structure. Radiology，2013，268（2）：318-322.

［15］Glenn GR，Helpern JA，Tabesh A，et al. Quantitative assessment of diffusional kurtosis anisotropy. NMR Biomed，2015，28（4）：448-459.

［16］Issa N，Murninkas A，Powsner E，et al. Long-term outcome of local excision after complete pathological response to neoadjuvant chemoradiation therapy for rectal cancer. World J Surg，2012，36（10）：2481-2487.

［17］Perez RO，Habr-Gama A，Lynn PB，et al. Transanal endoscopic microsurgery for residual rectal cancer（ypT0-2）following neoadjuvant chemoradiation therapy：another word of caution. Dis Colon Rectum，2013，56（1）：6-13.

［18］Lambregts DM，Maas M，Bakers FC，et al. Long-term followup features on rectal MRI during a wait-and-see approach after a clinical complete response in patients with rectal cancer treated with chemoradiotherapy. Disc Colon Rectum，2011，54（12）：1521-1528.

［19］Huh JW，Kim HC，Lee SJ，et al. Diagnostic accuracy and prognostic impact of restaging by magnetic resonance imaging after preoperative chemoradiotherapy in patients with rectal cancer. Radiother Oncol，2014，113（1）：24-28.

［20］Zhao RS，Wang H，Zhou ZY，et al. Restaging of locally advanced rectal cancer with magnetic resonance

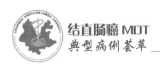

imaging and endoluminal ultrasound after preoperative chemoradiotherapy: a systemic review and meta-analysis. Dis Colon Rectum, 2014, 57（3）: 388-395.

［21］Dickman R, Kundel Y, Levy-Drummer R, et al. Restaging locally advanced rectal cancer by different imaging modalities after preoperative chemoradiation: a comparative study. Radiat Oncol, 2013, 8: 278.

［22］Jung SH, Heo SH, Kim JW, et al. Predicting response to neoadjuvant chemoradiation therapy in locally advanced rectal cancer: diffusion-weighted 3 Tesla MR imaging. J Magn Reson Imaging, 2012, 35（1）: 110-116.

［23］Huh JW, Min JJ, Lee JH, et al. The predictive role of sequential FDG-PET/CT in response of locally advanced rectal cancer to neoadjuvant chemoradiation. Am J Clin Oncol, 2012, 35（4）: 340-344.

［24］O'Connor OJ, McDermott S, Slattery J, et al. The use of PET-CT in the assessment of patients with colorectal carcinoma. Int J Surg Oncol, 2011: 512-846.

［25］Legou F, Chiaradia M, Baranes L, et al. Imaging strategies before beginning treatment of colorectal liver metastases. Diagnostic and interventional Imaging, 2014, 95（5）: 505-512.

［26］Tirumani SH, Kim KW, Nishino M, et al. Update on the Role of Imaging in Management of Metastatic Colorectal Cancer. RadioGraphics, 2014, 34（7）: 1908-1928.

［27］Schima W, Kulinna C, Langenberger H, et al. Liver metastases of colorectal cancer: US, CT or MR? Cancer Imaging, 2005, 5: S149-S156.

［28］Ko Y, Kim J, Park JK, et al. Limited detection of small（≤ 10 mm）colorectal liver metastasis at preoperative CT in patients undergoing liver resection. PLoS One, 2017, 12（12）: e0189797.

［29］Kulemann V, Schima W, Tamandl D, et al. Preoperative detection of colorectal liver metastases in fatty liver: MDCT or MRI? Eur J Radiol, 2011, 79（2）: e1-e6.

［30］Vauthey, JN, Pawlik TM, Ribero D, et al. Chemotherapy regimen predicts steatohepatitis and an increase in 90-day mortality after surgery for hepatic colorectal metastases. J Clin Oncol, 2006, 24（13）: 2065-2072.

［31］Reissfelder C, Brand K, Sobiegalla J, et al. Chemotherapy-associated liver injury and its influence on outcome after resection of colorectal liver metastases. Surgery, 2014, 155（2）: 245-254.

［32］Eisenhauer EA, Therasse P, Bogaerts J, et al. New response evaluation criteria in solid tumours: revised RECIST guideline（version 1.1）. Eur J Cancer, 2009, 45（2）: 228-247.

［33］Gruenberger T, Arnold D, Rubbia-Brandt, L. Pathologic response to bevacizumabcontaining chemotherapy in patients with colorectal liver metastases and its correlation with survival. Surg Oncol, 2012, 21（4）: 309-315.

［34］Eiber M, Fingerle A A, Brugel M, et al. Detection and classification of focal liver lesions in patients with colorectal cancer: retrospective comparison of diffusion-weighted MR imaging and multi-slice CT. Eur J Radiol, 2012, 81（4）: 683-691.

［35］Parikh T, Drew S J, Lee V S, et al. Focal liver lesion detection and characterization with diffusion-weighted MR imaging: comparison with standard breath-hold T2-weighted imaging. Radiology, 2008,

246（3）：812-822.

［36］Soyer P，Boudiaf M，Place V，et al. Preoperative detection of hepatic metastases：comparison of diffusionweighted，T2-weighted fast spin echo and gadoliniumenhanced MR imaging using surgical and histopathologic findings as standard of reference. Eur J Radiol，2011，80（2）：245-252.

［37］Muhi A，Ichikawa T，Motosugi U，et al. Diagnosis of colorectal hepatic metastases：comparison of contrast-enhanced CT，contrast-enhanced US，superparamagnetic iron oxide-enhanced MRI，and gadoxetic acid-enhanced MRI. J Magn Reson Imaging，2011，34（2）：326-335.

［38］Scharitzer M，Ba-Ssalamah A，Ringl H，et al. Preoperative evaluation of colorectal liver metastases：comparison between gadoxetic acid-enhanced 3.0-T MRI and contrast-enhanced MDCT with histopathological correlation. Eur Radiol，2013，23（8）：2187-2196.

［39］Berger-Kulemann V，Schima W，Baroud S，et al. Gadoxetic acid-enhanced 3.0 T MR imaging versus multidetector-row CT in the detection of colorectal metastases in fatty liver using intraoperative ultrasound and histopathology as a standard of reference. Eur J Surg Oncol，2012，38（8）：670-676.

［40］Tirumani，SH，Kim KW，Nishino M，et al. Update on the role of imaging in management of metastatic colorectal cancer. Radiographics，2014，34（7）：1908-1928.

［41］Macera A，Lario C，Petracchini M，et al. Staging of colorectal liver metastases after preoperative chemotherapy Diffusion-weighted imaging in combination with Gd-EOB-DTPA MRI sequences increases sensitivity and diagnostic accuracy. Eur Radiol，2013，23（3）：739-747.

［42］Burke C，Alexander Grant L，Goh V，et al. The role of hepatocyte-specific contrast agents in hepatobiliary magnetic resonance imaging. Semin Ultrasound CT MR，2013，34（1）：44-53.

［43］Cui Y，ZHang XP，Sun YS，et al. Apparent diffusion coefficient：potential imaging biomarker for prediction and early detection of response to chemotherapy in hepatic metastases. Radiology，2008，248（3）：894-900.

［44］Koh DM，Scurr E，Collins D，et al. Predicting response of colorectal hepatic metastasis：value of pretreatment apparent diffusion coefficients. AJR Am J Roentgenol，2007，188（4）：1001-1008.

［45］Hosseini-Nik H，Fischer SE，Moulton CA，et al. Diffusion-weighted and hepatobiliary phasegadoxetic acid-enhanced quantitative MR imaging for identification of complete pathologic response in colorectal liver metastases after preoperative chemotherapy. Abdom Radiol（NY），2016，41（2）：231-238.

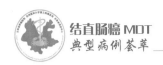

大咖谈 2　TNT 和根治性放化疗模式：LARC 患者 W&W 策略的"左右护法"

摘　要

近年来，LARC 治疗不再局限于传统的"新辅助放化疗 + 外科手术 + 术后辅助化疗"模式，更细致地运用放化疗的"诱导化疗 – 同步放化疗 – 巩固化疗"TNT 模式逐渐显现。同时，增加新辅助放疗剂量强度运用"加法策略"的根治性放化疗模式是另外一种可行的方案。两种放化疗模式可以为 LARC 患者放化疗后最大限度地达到 CCR，并成为选择 W&W 策略的"左右护法"，从而为低位直肠癌器官功能保全保驾护航。

1　全程新辅助放化疗（TNT）模式

以强化术前全身化疗、延长手术等候间隔为标志的全程新辅助治疗（TNT）治疗，其潜在优势包括：增加降期概率，提高全身化疗依从性和完成率，增加肿瘤缓解程度，对可能存在的微小转移急性早期治疗，提高保肛率或增加非手术等待观察（W & W）率，最终延长生存。

西班牙的 GCR-3 试验证实了诱导 TNT 的安全性，对比长程放化疗 +CapeOx 巩固化疗 +TME+CapeOx 辅助化疗组及 CapeOx 诱导化疗 +chemoRT 与 TME，两组的 5 年局部复发、远处转移、总体生存率及 pCR 率均无显著差异。

2020 年是 LARC 研究丰收的一年，ASCO 和 ESMO 年会均有重要研究报告出炉。越来越多证据表明 TNT 模式可以视为新治疗标准。

RAPIDO 研究是全球最大的、SCRT 模式下的全 TNT 治疗模式 2（CNCT-TNT）研究[4]。入组人群为经 MRI 诊断为 cT4a/b、壁外血管浸润、cN2、累及直肠中筋膜或被认为是转移性的外侧淋巴结肿大的局部晚期直肠癌患者，随机进入试验组和对照组，其中试验组治疗方案为 SCRT+CapeOx/FOLFOX4 巩固化疗 +TME，标准组治疗方案为 Cape 的放化疗 +TME+ CapeOx/FOLFOX4 辅助化疗，研究结果显示与常规放化疗相比，术前短程放疗序贯化疗后行 TME 可以使高危局部晚期直肠癌患者的三年远处转移率（19.8% vs 26.6%，P=0.004）降低，从而导致相关治疗失败率（Disease-related Treatment Failure，DrTF）发生率降低。此外，试验组可获得较高病理完全缓解率（22.7% vs13.8%，$P < 0.001$）有助于器官功能保留。

PRODIGE 23 研究则采用 TNT 治疗模式 1（INCT TNT），但并非是完全 TNT 模式——术前诱导化疗仅有 3 个月而不是 4.5 个月，称之为"类 TNT（TNT like）"。这是一项针对可切除的局部进展期直肠癌的Ⅲ期多中心临床研究，纳入患者按中心、T 分期、N 状态、肿瘤位置和直肠周围脂肪情况分层并随机分组，试验组治疗方案为 6 个周期的 mFOLFIRINOX+CRT+ 手术 +3 个月的辅助化疗，对照组治疗方案为 CRT+ 手术 +6 个月的术后辅助化疗，研究结果显示新辅助化疗 mFOLFIRINOX 对 CRT 和辅助化疗的依从性没有影响，能显著提高 ypT0N0 发生率（11.7% vs 27.5%，$P < 0.0001$），

3 年 DFS（75.7% vs 68.5%，$P < 0.02$）和 MFS（78.8% vs 71.7%，$P < 0.02$）。

OPRA 研究[6] 是一项关于直肠癌放化疗后观察等待的临床研究，对比诱导化疗和巩固化疗对器官保留率的影响，该研究一共入组了 324 例局部进展期直肠癌患者，随机分为诱导化疗组和巩固化疗组，诱导组治疗方案为 8 周期 FOLFOX 或 6 周期 CAPOX 化疗 +CRT，巩固组治疗方案为 CRT+8 周期 FOLFOX 或 6 周期 CAPOX 化疗，研究结果显示：两组的毒性反应间无显著差异，器官保留率在巩固组明显升高，巩固组 TME-free 的生存率优于诱导组（59% vs 43%，$P=0.007$）。

从 2020 年报道的最新研究结果看，TNT 是目前 LARC 术前治疗策略中能带来最大程度肿瘤退缩的治疗模式，不但为器官功能保全提供了肿瘤学基础，也改善了肿瘤无复发转移生存。那么，所有 LARC 患者均应给予 TNT 治疗吗？不同 TNT 模式如何在临床实践中具体应用？基于迄今为止的研究数据，有学者认为：对于肿瘤极低位置，术前估计手术面临肛门括约肌功能丧失或极大损伤者，建议选择 CNCT-TNT，主要治疗目标是最大限度使肿瘤退缩，以期达到 cCR，然后行 W&W，或肿瘤明显退缩后行局部切除，从而最大程度保全功能。对于保肛没有难度、但远处转移风险较高者，如距肛门 > 5cm 中上段肿瘤但伴有 EMVI+、N2、侧方淋巴结 + 等不良预后因素，建议选择 INCT-TNT，主要治疗目标是最大限度降低远处转移率，延长生存。该模式如果新辅助诱导化疗疗效好，甚至可以考虑免除后续的局部放疗，从而进一步降低治疗副反应。既不存在需要保全器官功能的迫切性，也不存在远处转移高风险的局部进展期直肠癌患者，仍然建议施行传统"三明治"模式，避免过度治疗。

2　根治性放化疗模式

上述 TNT 模式能带来最大限度的肿瘤退缩，最大概率获得 W&W 的机会，为低位直肠癌器官功能保全提供了目前最佳的治疗模式，那么除此以外，还有什么手段可以达到此目的呢？增加新辅助放疗剂量强度的"加法策略"提供了另外一种治疗思路。2020 ESMO 年会报道的丹麦 WW2 研究[7] 印证了这一观点。与上述 TNT 研究不同，该研究有几个特点：①针对的直肠癌人群肿瘤位置极低，意味着如果直接手术，保全括约肌功能的概率低，或手术后功能差；②相对分期偏早，整组患者中 I 期（T1-2N0）患者比例高达 40%；③放疗剂量相对更高，目前标准的 CRT 中 RT 剂量一般为 50Gy 左右，该研究提高至 62Gy。

在这一组肿瘤距离肛缘平均 4.5cm 的极低位直肠肛管腺癌患者中，获得 CCR 从而进入 W&W 的患者比率竟然高达 83.3%，这是迄今为止所见报道中 CCR 率最高的，提示提高局部 RT 剂量的局部强化策略，更有利于获得 CCR，而位置越低、分期越早的直肠癌，越容易通过术前治疗达到 CCR，尤其是对于 T2N0 者，更值得外科同道重视，因为该群体目前的指南推荐标准治疗是 TME 手术而无须术前新辅助治疗，而这些极低位患者一旦接受 TME 手术，极有可能需要永久性造口的 APR 手术。故丹麦 WW2 研究为最大限度的肿瘤退缩，最大概率获得 W&W 的机会，为低位直肠癌器官功能保全提供了另外一种治疗选择。

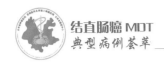
3 LARC 新辅助治疗的未来展望

低位直肠癌现今的治疗目的与原则一定是"疗效与功能并重"，"早期直肠癌直接手术"的传统理念应该发生改变，只要初始手术无法保全括约肌功能或预计功能损失会很大，不管分期如何，均应考虑术前治疗，以最大限度保全器官功能。"局部加量"的强化治疗是最佳选择。2020 年 3 月发布的《CSCO 结直肠癌诊疗指南 2020》中，已经推荐 TNT 模式用于有保肛需求的 LARC 患者。而对于分期稍早的低位、极低位直肠癌，早期介入新辅助治疗，尤其是强化的术前治疗，则可能提供更多的机会保全器官功能。

参考文献

［1］Cercek A，Roxburgh CSD，Strombom P，et al. Adoption of total neoadjuvant therapy for locally advanced rectal cancer［J］. JAMA Oncol，2018，6（14）：e180071.

［2］Fernandez-Martos C，Garcia-Albeniz X，Pericay C，et al. Chemoradiation，surgery and adjuvant chemotherapy versus induction chemotherapy followed by chemoradiation and surgery：long-term results of the Spanish GCR-3 phase II randomized trial［J］. Ann Oncol，2015，26（8）：1722-1728.

［3］Sclafani F，Gonzalez D，Cunningham D，et al. TP53 mutational status and ce- tuximab benefit in rectal cancer：5-year results of the EXPERT-C trial［J］. J Natl Cancer Inst，2014，106：dju121.

［4］Bahadoer RR，Dijkstra EA，van Etten B，et al. RAPIDO collaborative investigators. Short-course radiotherapy followed by chemotherapy before total mesorectal excision（TME）versus preoperative chemoradiotherapy，TME，and optional adjuvant chemotherapy in locally advanced rectal cancer（RAPIDO）：a randomised，open-label，phase 3 trial［J］. Lancet Oncol，2021 Jan，22（1）：29-42.

［5］Papaccio F，Rosell ó S，Huerta M，et al. Neoadjuvant Chemotherapy in Locally Advanced Rectal Cancer［J］. Cancers（Basel），2020 Dec 3；12（12）：3611.

［6］Julio G，Sujata P，Jin K，et al，Preliminary results of the organ preservation of rectal adenocarcinoma（OPRA）trial［J］. May 2020 Journal of Clinical Oncology，38（15_suppl）：4008-4009.

［7］Appelt AL，Pløen J，Harling H，et al. High-dose chemoradiotherapy and watchful waiting for distal rectal cancer：a prospective observational study［J］. Lancet Oncol，2015，16（8）：919-927.

大咖谈 3 新辅助免疫治疗：dMMR/MSI-H 型 LACRC 患者的 "新曙光"

摘 要

免疫治疗在 2013 年被《Science》杂志列为十大科学进展之首，为恶性肿瘤患者开辟了新的治疗道路。2015 年，KEYNOTE-016 研究首次证实了 PD-1 单抗在 MSI-H 晚期肠癌中的疗效，确定了错配修复基因缺陷（dMMR）/ 高度微卫星不稳定（MSI-H）是肠癌免疫治疗疗效的预测指标，开启了结直肠癌（CRC）领域的免疫治疗时代，更是在精准医学时代开启了精准免疫治疗的征程。随后的 CheckMate 142 研究更深入探讨了免疫治疗在 dMMR/MSI-H CRC 患者中的效果，解决了单免和双免孰优孰劣和双免能否作为 MSI-H 的一线治疗这两个关键问题。2017 年 5 月，FDA 加速批准 Pembrolizumab（K 药）用于标准化疗后进展的 dMMR/MSI-H CRC 患者。Nivolumab（O 药）联合小剂量 Ipilimumab 有望成为 MSI-H mCRC 的新的标准一线治疗。2018 年 8 月，FDA 加速批准了 Nivolumab 单药或联合 Ipilimumab 在标准化疗后进展的 dMMR/MSI-H mCRC 患者中的适应证。2020 年 ASCO 大会公布的 KEYNOTE-177 研究结果为免疫单药用于 mCRC 一线治疗再添新证，有望改变 CRC 领域的治疗格局，甚至改写指南。2020 年 6 月，FDA 批准 Pembrolizumab 一线治疗 dMMR/MSI-H mCRC 患者的适应证。而免疫治疗能否用于非转移性 CRC 的新辅助治疗一直是临床上关注的热点。2020 年发表在《Nature Medicine》上的荷兰单臂 NICHE 最新的研究结果显现出了令人震惊的疗效，标志着 dMMR/MSI-H CRC 新辅助免疫治疗时代的到来，为 dMMR/MSI-H 局部进展期结直肠癌（LACRC）患者带来了希望的曙光，并有望开拓不同癌种新辅助治疗的全新视角。

1 局部进展期结直肠癌（LACRC）目前的治疗窘境

结直肠癌（CRC）是最常见的消化道恶性肿瘤之一。2018 年全球癌症统计数据显示，CRC 发病率居第三位（10.2%），死亡率居第二位（9.2%）[1]。2018 年中国癌症统计报告显示：我国 CRC 发病率、死亡率在全部恶性肿瘤中分别位居第 3 及第 5 位，新发病例 37.6 万，死亡病例 19.1 万[2]。随着工业化、城镇化程度不断提高，老龄化趋势加快以及疾病模式的转变，其发病率、死亡率近年来呈明显上升趋势。且多数病人在确诊时已属于局部进展期。

局部进展期结直肠癌（Locally advanced colorectal cancer，LACRC）存在术后局部复发和远处转移率高的风险，传统单一的外科切除模式已不能满足病人需要，术前新辅助治疗的出现可以解决部分病人的"燃眉之急"。但错配修复功能缺陷（dMMR）/ 高度微卫星不稳定（MSI-H）LACRC 的新辅助化疗优势如何？ 2019 年 ASCO 上报道的 FOxTROT 研究的亚组数据表明，dMMR/MSI-H 组结肠癌新辅助化疗的有效率仅有 4.7%，其中 73.6% 的患者肿瘤病理检查未观察到肿瘤退缩，而错配修复功能完整（pMMR）/ 微卫星稳定（MSS）组的患者无肿瘤退宿的比例为 26.6%[3]。2020 年发表在

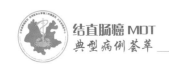
《Clinical Cancer Research》杂志上的美国 MSKCC 使用 FOLFOX 作为直肠癌新辅助化疗方案，研究发现 29% 的 dMMR/MSI-H 直肠癌患者出现肿瘤进展，而 pMMR 组为 0。以上两个研究表明 dMMR/MSI-H 结肠癌患者对新辅助化疗（FOLFOX）绝大多数不敏感。同时，最新研究发现在胃癌新辅助化疗中无反应的患者也往往具有更高比例的微卫星不稳定（MSI）和肿瘤高突变负荷（TMB）。

对于局部进展期直肠癌（LARC），全球大多公认的是美国国立综合癌症网络（NCCN）指南推荐的三明治模式，即"术前同期放化疗（NCRT）+ 全直肠系膜切除术（TME）+ 辅助化疗"作为其标准治疗方案[6]。然而，NCRT 也存在一定争议。首先，直肠癌 NCRT 虽然降低了局部复发率，但也无法提高患者远期生存率。其次，直肠癌 NCRT 后造成手术并发症的增加和严重的远期毒性，比如吻合口漏、会阴伤口愈合不良等手术并发症，以及膀胱功能障碍、肛门括约肌功能丧失、性功能障碍等器官功能障碍。最后，仍然有 20% 左右的 LARC 患者对 NCRT 不敏感，甚至治疗后出现进展，意味着这些患者可能因此错失根治机会。同时，美国 NCDB 数据库的回顾性研究发现，经过 NCRT 的 LARC 患者，术后病理 pCR 率：MSS 组 vs. MSI-H 组 =8.9% vs. 5.9%（P=0.01），提示 MSI-H LARC 对放化疗相对不敏感。

2 微卫星状态和错配修复蛋白的定义及相关性

微卫星是存在于基因组中的单核苷酸、双核苷酸或高位核苷酸简单重复序列。与正常细胞相比，肿瘤细胞常出现由于重复单位的插入或缺失造成的微卫星长度改变，即 MSI。错配修复（MMR）基因编译的 MMR 蛋白（系统成员包括 MLH1，MSH2，MSH6 和 PMS2 等蛋白）能够修复 DNA 的碱基错配，以维持 DNA 复制的高保真性。研究证实，dMMR 会导致 MSI-H，与之相应的，pMMR 的表型多为 MSS 或低度不稳定（MSI-L）。虽然大部分微卫星位于非编码区，但是错置的突变会导致移码突变，引起肿瘤相关基因出现异常，进而诱导癌症发生。

dMMR 常见于两种情况：① MMR 基因的胚系突变，即林奇综合征，常在一个家族中恶性肿瘤遗传性聚集发生；② MMR 基因表观修饰失活引起的散发病例更为常见，通常伴有 CpG 岛甲基化表型（CpG Island methylator phenotype，CIMP），50% 的病例同时具有 BRAF V600E 活化突变。反过来说，具有 CIMP 和 BRAFV600E 突变通常可排除林奇综合征。由此我们看到，dMMR 临床意义上等同于 MSI-H，且二者的检测一致率很高，临床上也经常混为一谈，但并不能绝对地画等号。

3 dMMR/MSI-H LACRC 的独特临床预后特点

MSI/MMR 对于多种肿瘤的诊断（如林奇综合征筛查）、预后判断以及指导治疗具有重要意义。dMMR/MSI-H CRC 是一类独特的、生物标志物选择的肠癌，存在于 12%~15% 的 CRC 患者，且在右半结肠（分化差和 / 或黏液腺癌）患者中更易出现，仅 2% 直肠癌患者为 MSI-H[12]。dMMR/MSI-H CRC 具有更高的 TMB，且肿瘤组织中有大量的免疫细胞浸润。此外，研究证实 CRC 细胞的微卫星状态随癌症进展过程动态变化，分期越晚，MSI-H 患者占比越低。MSI-H 局部进展期结肠癌（Ⅱ / Ⅲ期）具有独特的临床病理学和分子生物学特征，临床进展缓慢，淋巴结转移和远处转移较少，与 MSS 型结肠癌相比预后相对较好。Ⅱ期 MSI-H/dMMR 患者预后较好，根治术后患者中单纯手术的 5 年生存率高达 80%，但不能从单药氟尿嘧啶中获益，目前低危 Ⅱ 期肠癌术后已不再做辅助化疗；在 Ⅲ 期 CRC 中，接受了术后辅助化疗的 dMMR/MSI-H 患者，预后优于 MSS 患者，且奥沙利铂辅助治疗的疗效似乎不被 MMR/MSI 状态影响[15, 16]。Ⅳ 期 dMMR/MSI-H 约占总体患者的 4%~5%。一项对 4 个一线治疗 Ⅳ 期 CRC 临床研究的汇总分析显示，dMMR 与 pMMR 患者的中位总生存期（OS）分别为 13.6 个月和 16.8 个月（HR=1.35；95%CI：1.13%~1.61；P=0.001）。dMMR/MSI-H mCRC 的预后并不好，特别是合并 BRAF V600E 突变的患者，但已逐渐被证实与肿瘤免疫检查点抑制剂（ICIs）的效果相关。

4 新辅助免疫治疗阻断 PD-（L）1 通路的潜在机制

目前研究和应用最广泛的肿瘤免疫检查点抑制剂（Immune-checkpoint inhibitors，ICIs）包括 CTLA-4、PD-1 以及其配体 PD-L1 的抑制剂。PD-L1 这一免疫检查点通路在肿瘤微环境中通过与 T 细胞上的 PD-1 和 CD80 相互作用而抑制 T 细胞介导的抗肿瘤免疫应答中发挥关键作用。PD-（L）1 抑制剂通过抑制 PD-（L）1 免疫检查点活性，释放肿瘤微环境中的免疫刹车，诱导 T 细胞活化，重新激活 T 细胞对肿瘤的免疫应答效应及重建机体免疫系统监测，从而发挥抗肿瘤作用[19, 20]。传统新辅助化疗力求缩小肿瘤，获得术前降期的目的，而新辅助免疫治疗旨在增强机体对肿瘤抗原的全身免疫力，消除微转移灶。因早中期肿瘤患者的免疫系统相对完好和肿瘤负荷状态较佳，抗 PD-（L）1 新辅助治疗可通过阻断 PD-（L）1 途径，利用原发瘤中更高水平的内源性肿瘤抗原来增强 T 细胞的启动，从而可以杀伤肿瘤细胞、消除微转移灶，获得术前降期、提高 R0 切除及术后病理缓解率，以及降低术后复发率[21]。

5 dMMR/MSI-H LACRC 的免疫治疗研究进展

自从发现 dMMR/MSI-H 作为 CRC 免疫治疗的标志物以来，CRC 免疫治疗的研究也开展得如火如荼，抗 PD-1 为基础的治疗在非 mCRC 中的研究已经开始，并取得了令人鼓舞的初步证据。本文仅对 LACRC 免疫治疗的相关研究与最新进展进行梳理，以飨读者，为指导真实世界中 ICIs 用于 CRC 患者的治疗决策提高参考。

5.1 NICHE 研究：新辅助免疫治疗的"开山之作"

2018 年 ESMO 年会上报道了荷兰的单臂 NICHE 研究，入组 Ⅰ~Ⅲ 期结肠癌患者，dMMR 和 pMMR 各 7 例，采用了 PD-1 单抗（Nivolumab）联合抗 CTLA-4 单抗（Ipilimumab）的双免新辅助治疗。结果发现，仅仅经过 4 周治疗，7 例（100%）dMMR 患者肿瘤得到了明显缓解，4 例患者达到了完全缓解（CR），而 pMMR 患者则几乎没有出现缓解。2020 年该研究发表在《Nature Medicine》并更新了研究结果[23]。纳入了 40 例 Ⅰ~Ⅲ 期结肠癌患者，其中 21 例为 dMMR 型，20 例为 pMMR（1 例患者同时为 pMMR 和 dMMR 型）。dMMR 组短时间内达到 100%（20/20）的病理缓解率，95%（19/20）的主要病理缓解率，和 60%（12/20）的 pCR 率，并验证了免疫治疗具有一旦获益疗效持久的特点。不可思议的是，pMMR 组也达到 27%（4/15）的病理缓解率和 20%（3/15）的主要病理缓解率。NICHE 研究结论表明，Nivolumab+Ipilimumab 联合方案完全适合于 dMMR 非转移性 CRC 患者的新辅助免疫

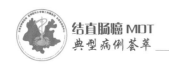

治疗。不仅安全可行、耐受性良好，3~4 级免疫相关不良事件的发生率为 13%，且不会明显影响后续的手术，术后不会产生预期外多余的并发症。同时，观察到毒性显著降低的最明显原因来源于较低剂量的 Ipilimumab 和较短时间的免疫治疗过程。故 NICHE 研究开启了 CRC 新辅助免疫治疗的大门，为 MSI-H/dMMR 型 LACRC 患者打开了另一扇窗。

5.2 VOLTAGE 研究：新辅助放化疗序贯免疫治疗的"创新探索"

2020 年 ASCO 更新了一项来自日本的探索性 VOLTAGE-A II 期研究[24]，纳入 cT3-4 期的 LARC 患者，MSS 患者 37 人为队列 A1 和 MSI-H 患者 5 人为队列 A2。先行卡培他滨联合放疗（50.4Gy），放疗结束后评估肿瘤未进展的患者入组临床研究。随后在放疗至手术的间歇期给予 5 个疗程 Nivolumab 治疗，3 个疗程后行复查确诊无进展再行后续 2 个疗程的 Nivolumab 治疗。末次免疫治疗结束后行根治性手术切除，术后 FOLFOX 或 CapeOx 方案辅助化疗。结果显示，队列 A1 的是 37 例中，14 例（38%）患者达到了重大病理缓解（TRG0-1），3 例（8%）患者 TRG 1 级，11 例（30%）达到了 pCR。另有 1 例患者达到 cCR，等待观察未行手术。队列 A2 的 5 例 MSI-H 中，3 例（60%）达到了 pCR。截至 2020 年 1 月，A1 和 A2 队列中位随访时间分别为 22.5 个月和 6.6 个月，MSS 患者中 2 例出现局部复发，2 例发生远处转移；MSI-H 患者无复发。前期 FOWARC 研究[25, 26]发现，mFOLFOX6 联合放疗组 pCR 率达 28%，遗憾的是 pCR 率的提高并未转化为最终生存获益。VOLTAGE 研究 pCR 率达到 30%，最终能否转化为生存获益，需要看在放化疗后的免疫治疗是否真正激活的免疫系统，清除所有微小残留病灶，这仍需要长期的生存随访。VOLTAGE 研究虽然是个单臂小样本研究，但它是第一项探索免疫治疗结合新辅助放化疗在 MSI-H 和 MSS LARC 中的研究，并在后续生物标志物转化分析中，发现了对新辅助免疫治疗疗效预测的较好的组合标记物（PD-L1 阳性且 CD8/Treg 比高）。

5.3 NRG-GI002 研究：新辅助放化疗联合免疫治疗的"未来可期"

NRG-GI002 研究是美国 NRG 组织的一个多组随机 II 期模块化临床研究平台。2019 年 ASCO 年会上口头报告了第一个研究组即关于全新辅助治疗模式（TNT）治疗增加 PARP 抑制剂 veliparib 后的疗效和安全性。研究入组的是局部进展期直肠癌患者，采用全身化疗 + 同步放化疗 +/- veliparib+ 手术的治疗模式。结果是令人失望的，即增加 PARP 抑制剂联合放疗未能提高新辅助直肠癌（NAR）评分[27]。该研究未提及患者基因检测结果，即无法得知患者是否具有 PARP 抑制剂潜在获益靶点；如果是未筛选人群，取得阴性结果是可以理解的。第二个正在进行中的试验组队列似乎更值得期待，在放化疗的同时联合 PD-1 单抗（Pembrolizumab）。与前面 VOLTAGE 研究不同，该研究是对 LARC 患者进行放化疗的同时联合 PD-1 单抗，这种组合是否会进一步提高放疗敏感性，是否可以在放疗释放新生抗原的同时联合 PD-1 激活免疫应答，期待这一研究结果的后续报道。当然，放化疗结合免疫治疗同时进行更优，还是放疗结束后序贯免疫治疗更胜一筹，目前尚无研究对比。当然，放疗可通过远隔效应增加免疫治疗的反应，肿瘤细胞在接受放疗之后细胞凋亡会释放的物质可激活抗原提呈细胞，进行激活免疫应答反应，故免疫与放疗的联合也是未来较有前景的组合之一。

6 国内 dMMR/MSI-H CRC 的新辅助免疫治疗现状

近来国内的两家中心也相继报道了 MSI-H 胃肠肿瘤的新辅助治疗病例报告，中山大学附属肿瘤医院多中心回顾性研究纳入了 8 例 MSI-H 型局部进展期 / 转移性 CRC 接受了 PD-1 新辅助免疫治疗，缓解率亦达 100%；北京大学肿瘤医院报道了 4 例 MSI-H 胃癌和 2 例 MSI-H CRC 的新辅助免疫治疗患者，6 例（100%）患者均达到病理缓解，包括 2 例 CRC 在内的 5 例（87%）患者术后证实为 pCR[29]。中山大学附属第六医院报道了 2 例 MSI-H LARC 经 Nivolumab 治疗的新辅助免疫治疗患者，1 例治疗 6 个周期后手术病理证实为 pCR，另 1 例治疗 6 个周期后被确认为 cCR 并采取了"观察等待"策略。全外显子测序（Whole exome sequencing，WES）显示出 2 例患者均具有较高的肿瘤突变负荷（Tumor mutation burden，TMB），且多重免疫荧光分析显示治疗前后肿瘤标本的免疫微环境发生了变化[30]。本中心也进行了 MSI-H LACRC 的 PD-1 单药新辅助免疫治疗尝试，8 例（100%）患者均达到了有效缓解，其中 1 例患者在新辅助免疫治疗 6 周期后行肠癌根治性切除术，术后病理提示 pCR，也期待其余患者后续术后的 pCR 率呈现。

总之，LARC 新辅助治疗应该以分子分型为指导进行精准治疗。dMMR/MSI-H LACRC 患者，对传统（放）化疗敏感性差，抗 PD-1 为基础的单药或联合新辅助治疗可以考虑作为一种合理的选择。dMMR/MSI-H LACRC 与抗 PD-（L）1 新辅助免疫治疗的"爱恨情仇"故事还在癌症江湖中上演，通过探索不同的免疫组合模式，如免疫联合化疗，免疫联合靶向，免疫联合放（化）疗，双免联合等方案的排兵布阵，为人类探索 CRC 甚至所有癌种新疗法优势人群提供了一种新的思路。通过在 dMMR/MSI-H 基础上进一步细分、精准筛选出适合何种免疫治疗模式的敏感人群，为 LACRC 患者制定合理的个体化分层诊疗策略，既避免治疗偏差或不足带来的长期预后的影响，又避免过度治疗引起的生存质量的下降，从而使患者最大限度地获益。同时，可促进未来精准生物标志物的研究以及未来精准治疗的发展。

参考文献

［1］International Agency for Research on Cancer. The Section of Cancer Surveillance［2019-01-18］.

［2］陈万青 . 2015 年中国恶性肿瘤流行情况分析［J］. 中华肿瘤杂志，2019，41（1）：19-28.

［3］Morton D. FOxTROT: An international randomised controlled trial in 1053 patients evaluating neoadjuvant chemotherapy （NAC） for colon cancer. On behalf of the FOxTROT Collaborative Group［J］. Ann Oncol，2019，30：v198.

［4］Cercek A，Dos Santos Fernandes G，Roxburgh CS，et al. Mismatch Repair-Deficient Rectal Cancer and Resistance to Neoadjuvant Chemotherapy［J］. Clin Cancer Res，2020 Jul 1，26（13）：3271-3279.

［5］LI Z，GAO X，PENG X，et al. Multi-omics characterization of molecular features of gastric cancer correlated with response to neoadjuvant chemotherapy［J］. Sci Adv，2020，6（9）：eaay4211.

［6］Rectal Cancer，Version 2.2018，NCCN Clinical Practice Guidelines in Oncology，2020：874-901.

［7］Al-Sukhni E，Attwood K，Mattson DM，et al. Predictors of Pathologic Complete Response Following Neoadjuvant Chemoradiotherapy for Rectal Cancer［J］. Ann Surg Oncol，2016 Apr，23（4）：1177-1186.

［8］Aaltonen LA et al. Incidence of hereditary nonpolyposis colorectal cancer and the feasibility of molecular

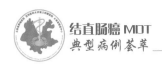
screening for the disease［J］. N Engl J Med，1998，338（21）：1472–1481.

［9］ Herman JG et al. Incidence and functional consequences of hMLH1 promoter hypermethylation in colorectal carcinoma［J］. Proc Natl Acad. 1998；95（12）：6853–6870.

［10］ Domingo E et al. BRAF screening as a low–cost effective strategy for simplifying HNPCC genetic testing ［J］. J Med Genet，2004，41（9）：664–684.

［11］ Wu Y et al. Association of hereditary nonpolyposis colorectal cancer–related tumors displaying low microsatellite instability with MSH6 germline mutations［J］. Am J Hum Genet，1999，65（5）：1291–1298.

［12］ Overman MJ，McDermott R，Leach JL，et al. Nivolumab in patients with metastatic DNA mismatch repair deficient/microsatellite instability–high colorectal cancer（CheckMate 142）：results of an open–label，multicenter，phase 2 study［J］. Lancet Oncology，2017，18（9）：1182–1191.

［13］ Luchini C，Bibeau F，Ligtenberg M J L，et al. ESMO recommendations on microsatellite instability testing for immunotherapy in cancer，and its relationship with PD–1/PD–L1 expression and tumour mutational burden：a systematic review–based approach［J］. Ann Oncol，2019，30（8）：1232–1243.

［14］ Li SKH，Martin A. Mismatch Repair and Colon Cancer：Mechanisms and Therapies Explored［J］. Trends Mol Med，2016，22（4）：274–289.

［15］ Tougeron D et al. Efficacy of Adjuvant Chemotherapy in Colon Cancer With Microsatellite Instability：A Large Multicenter AGEO Study［J］. J Natl Cancer Inst，2016，108（7）.

［16］ Sargent DJ，Marsoni S，Monges G，et al. Defective mismatch repair as a predictive marker for lack of efficacy of fluorouracil–based adjuvant therapy in colon cancer［J］. J Clin Oncol，2010，28（20）：3219–3226.

［17］ Venderbosch S，Nagtegaal ID，Maughan TS，et al. Mismatch repair status and BRAF mutation status in metastatic colorectal cancer patients：a pooled analysis of the CAIRO，CAIRO2，COIN，and FOCUS studies［J］. Clin Cancer Res，2014，20：5322–5330.

［18］ Goldstein J，et al. Multicenter retrospective analysis of metastatic colorectal cancer（CRC）with high–level microsatellite instability（MSI–H）［J］. Ann Oncol，2014，25（5）：1032–1038.

［19］ Ganesh K，Stadler ZK，Cercek A，et al. Immunotherapy in colorectal cancer：rationale，challenges and potential［J］. Nat Rev Gastroenterol Hepatol，2019，16（6）：361–375.

［20］ Wu T，Wu X，Wang HY，et al. Immune contexture defined by single cell technology for prognosis prediction and immunotherapy guidance in cancer［J］. Cancer Commun（Lond），2019，39（1）：21.

［21］ S. L. Topalian，et al. Neoadjuvant checkpoint blockade for cancer immunotherapy［J］. Science 367，eaax0182（2020）. DOI：10.1126/science.aax0182.

［22］ Wang F et al. Expert opinions on immunotherapy for patients with colorectal cancer［J］.Cancer communications，2020，4（10）：467–472.

［23］ Chalabi M，Fanchi LF，Dijkstra KK，et al. Neoadjuvant immunotherapy leads to pathological responses in MMR-proficient and MMR-deficient early-stage colon cancers〔J〕. Nat Med，2020，26（4）：566-576.

〔24〕 Yuki S，Bando H，Tsukada Y，et al. Short-term results of VOLTAGE-A：Nivolumab monotherapy and subsequent radical surgery following preoperative chemoradiotherapy in patients with microsatellite stable and microsatellite instability-high locally advanced rectal cancer〔J〕. J Clin Oncol，2020，38（15_suppl）：4100.

〔25〕 Yi-Kan Cheng，Qi-Yuan Qin，Xiao-Yan Huang，et al. Effect of interval between preoperative radiotherapy and surgery on clinical outcome and radiation proctitis in rectal cancer from FOWARC trial〔J〕. Cancer Med，2020，9（3）：912-919.

〔26〕 Deng Yanhong，Chi Pan，Lan Ping，et al. Neoadjuvant Modified FOLFOX6 With or Without Radiation Versus Fluorouracil Plus Radiation for Locally Advanced Rectal Cancer：Final Results of the Chinese FOWARC Trial〔J〕. J Clin Oncol，2019，37（34）：3223-3233.

〔27〕 NRG-GI002：A phase Ⅱ clinical trial platform using total neoadjuvant therapy（TNT）in locally advanced rectal cancer（LARC）-First experimental arm（EA）initial results. 2019 ASCO annual meeting.

〔28〕 Liu DX，Li DD，He W，et al. PD-1 blockade in neoadjuvant setting of DNA mismatch repair-deficient/microsatellite instability-high colorectal cancer〔J〕. Oncoimmunology，2020，9（1）.

〔29〕 Zhang Z，Cheng S，Gong J，et al. Efficacy and safety of neoadjuvant immunotherapy in patients with microsatellite instability-high gastrointestinal malignancies：A case series〔J〕. Eur J Surg Oncol，2020，46（10 Pt B）：e33-e39.

〔30〕 Zhang J，Cai J，Deng Y，et al. Complete response in patients with locally advanced rectal cancer after neoadjuvant treatment with nivolumab〔J〕. Oncoimmunology，2019 Sep 19，8（12）：e1663108.

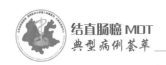

大咖谈 4 MDT 指导下的 CRLM 治疗策略："分而治之"

摘 要

肝脏是结直肠癌最常见的远处转移部位，肝转移是影响患者预后的不良因素。基于 MDT 的指导下评估结直肠癌肝转移（CRLM）患者的治疗目标，以及评估外科技术上和肿瘤学两个维度的可切除、潜在可切除或不可切除，进而制定出新辅助治疗、转化治疗、姑息治疗甚至免疫治疗等的个体化、分层治疗的综合策略是目前临床中的难点和争议热点。

1 新辅助化疗策略

对于原发灶和转移灶初始均可切除的 CRLM 患者是否需要新辅助化疗，EJSO 上报道的回顾性研究中，根据患者的综合风险评分（CRS）进行分组，≥ 3 分为高危组，< 3 分为低危组，研究结果显示在低危组中新辅助化疗并未改善 OS（65m vs 54m，P=0.31），而在高危组中新辅助化疗可以改善 OS（46m vs 33m，P=0.004）[1]。另外，Oncotarget 杂志发表的一篇荟萃分析结果显示新辅助化疗较直接手术能够明显改善这部分患者的长期生存，5 年 OS 风险降低 30%（HR 0.69，$P < 0.001$），而在低复发风险的人群中，HR 为 1.10[2]。因此，对于原发灶和转移灶初始均可切除的 CRLM 患者，高 CRS 人群需要新辅助化疗。

对于新辅助化疗方案的选择，根据 2020CSCO 指南推荐，首选奥沙利铂为基础方案（FOLFOX/CapeOx）。关于可切除 CRLM 患者围手术期化疗的 New EPOC 研究结果显示围手术期化疗中联合西妥昔单抗组较单纯化疗组对患者的 PFS 无改善（15.5m vs 23.9m，P=0.291），且有更差的 OS（55.4m vs 81.0m，P=0.035）[3]。因此，对于原发灶和转移灶初始均可切除的 CRLM 患者，新辅助治疗暂不推荐加用靶向治疗。

2 转化治疗策略

对于初始不可切除的 CRLM 患者，若原发灶无梗阻、穿孔等需外科立即干预情况，可先行转化治疗后 MDT 进行疗效评价，根据情况再行外科手术切除可能性评估。关于转化治疗方案的选择，GONO 研究对比了 FOLFOXIRI 三药方案与 FOLFIRI 两药方案作为 mCRC 一线治疗的疗效，研究结果显示 FOLFOXIRI 三药方案组有更高的 ORR（66% vs 41%，P=0.0002）及更高的转移灶根治性切除率（14% vs 6%，P=0.05），对于单纯肝转移（LLD）患者而言，FOLFOXIRI 三药方案能显著提高 R0 转化切除率（36% vs 12%，P=0.017）[4]。

对于转化治疗是否加用靶向药物，CRYSTAL、CELIM、OPUS 及 APEC 等研究[5-8]显示在 KRAS/RAS 野生型患者中，西妥昔单抗联合经典化疗可提高初始不可切除 LLD 患者的 R0 切除率。MACBETH、POCHER、ESTER 等研究[9-11]表明西妥昔单抗联合 FOLFOXIRI/FOLFIRINOX 三药方案可提高 RAS 野生型结直肠癌的 R0 切除率。另外，中山大学开展的采用适合中国人群的改良版 FOLFOXIRI 三药化疗方案的 FOCULM 研究[12]，主要目的是探索三药联合西妥昔单抗对结直肠癌肝转移人群转化治疗的疗效，研究结果显示化疗联合西妥昔单抗组有更高的根治性手术切除率（46% vs 23%，P=0.027）、客观缓解率（95.5% vs 76.5%，P=0.010）及无疾病证据率（70% vs 41%，P=0.005）。TRIBE-2、OLIVIA、METHEP-2 等研究证明了贝伐珠单抗联合 FOLFOXIRI 三药方案有更高的 R0 切除率[13-15]。另外，来自美国的 STEAM 研究[16] 主要探索贝伐珠单抗 +FOLFOXIRI 三药方案较贝伐珠单抗 +FOLFOX 两药方案能否提高结肠癌肝转移的转化切除率，研究结果也显示贝伐珠单抗 +FOLFOXIRI 三药方案组有更高的有效率和切除率（60.2% vs 47%，15.1% vs 7.4%）。总之，对初始不可切除的 CRLM 患者而言，想获得更好的转化效果，靶向治疗不可或缺。

因此，对于体质好，适合强烈治疗的患者转化治疗可以推荐使用靶向联合三药方案。靶向药物根据患者的基因状态进行选择，对于 RAS/BRAF 野生型的左半结肠癌，推荐贝伐珠单抗或西妥昔单抗，对于 RAS/BRAF 突变或右半结肠癌，推荐贝伐珠单抗。

3 免疫治疗策略

KEYNOTE-164 研究[17] 显示帕博利珠单抗治疗 MSI-H/dMMR mCRC 有效，并且安全可控。KEYNOTE-177 研究是全球首个在 MSI-H 肠癌免疫治疗中取得阳性结果的 III 期临床研究，在 MSI-H mCRC 患者的一线治疗中，比较帕博利珠单抗和标准治疗（mFOLFOX6 或 FOLFIRI 化疗 ± 靶向贝伐珠单抗或西妥昔单抗）的疗效，研究结果显示帕博利珠单抗组有更优的中位 PFS（16.5m vs 8.2m）、更低的疾病进展或死亡风险（HR 0.60，95%CI 0.45 ~ 0.80，P=0.0002），另外，帕博利珠单抗组 12 个月和 24 个月 PFS 率明显高于化疗组（55.3% vs37.3%，48.3% vs18.6%）[13]。CHECKMATE-142 研究是一项旨在评估纳武利尤单抗联合低剂量伊匹木单抗一线治疗 MSI-H/dMMR mCRC 的疗效和安全性的 II 期临床研究，研究中位随访时间为 29 个月，ORR 为 69%，24 个月的 PFS 率和 OS 率分别是 74% 和 79%。关于 CRLM 的免疫治疗，尚需更多的临床研究进一步探索，对于 MSI-H/dMMR 不适合强烈治疗（RAS 或 BRAF 突变型）的 mCRC 患者，可考虑一线应用 ICIs[20] 进行免疫治疗。

4 姑息治疗策略

对于初始不可切除且不可转化的 CRLM 患者，进入姑息一线治疗，可根据指南个体化选择治疗方案。

CRLM 患者诊治方案复杂，需影像科、病理科、结直肠外科、肝外科、介入科、肿瘤内科等多学科、多节点全面综合评估，只有在 MDT 全程管理下，患者才可以获得更佳的生存预后。

参考文献

［1］Ayez N，van der Stok EP，Grünhagen DJ，et al. The use of neo-adjuvant chemotherapy in patients with resectable colorectal liver metastases：Clinical risk score as possible discriminator. Eur J Surg Oncol，2015 Jul，41（7）：859-867.

［2］Liu W，Zhou JG，Sun Y，et al. The role of neoadjuvant chemotherapy for resectable colorectal liver

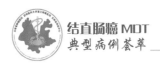

metastases：a systematic review and meta-analysis. Oncotarget, 2016 Jun 14, 7（24）：37277-37287.

［3］Primrose J, Falk S, Finch-Jones M, et al. Systemic chemotherapy with or without cetuximab in patients with resectable colorectal liver metastasis：the New EPOC randomised controlled trial. Lancet Oncol, 2014 May, 15（6）：601-611.

［4］Falcone A, Ricci S, Brunetti I, et al. Gruppo Oncologico Nord Ovest. Phase III trial of infusional fluorouracil, leucovorin, oxaliplatin, and irinotecan（FOLFOXIRI）compared with infusional fluorouracil, leucovorin, and irinotecan（FOLFIRI）as first-line treatment for metastatic colorectal cancer：the Gruppo Oncologico Nord Ovest. J Clin Oncol, 2007 May 1, 25（13）：1670-1676.

［5］Kohne C, Bokemeyer C, Heeger S, et al. Efficacy of chemotherapy plus cetuximab according to metastatic site in KRAS wild-type metastatic colorectal cancer（mCRC）：analysis of CRYSTAL and OPUS studies［J］. J Clin Oncol, 2011, 29 Suppl 15：S3576.

［6］Köhne CH, Poston G, Folprecht G, et al. FOLFIRI plus cetuximab in patients with liver-limited or non-liver-limited RAS wild-type metastatic colorectal cancer：A retrospective subgroup analysis of the CRYSTAL study. Eur J Surg Oncol, 2016 Oct, 42（10）：1540-1547.

［7］Folprecht G, Gruenberger T, Bechstein WO, et al. Tumour response and secondary resectability of colorectal liver metastases following neoadjuvant chemotherapy with cetuximab：the CELIM randomised phase 2 trial, Lancet Oncol, 2010 Jan, 11（1）：38-47.

［8］Cheng AL, Cornelio G, Shen L, et al. Efficacy, Tolerability, and Biomarker Analyses of Once-Every-2-Weeks Cetuximab Plus First-Line FOLFOX or FOLFIRI in Patients With KRAS or All RAS Wild-Type Metastatic Colorectal Cancer：The Phase 2 APEC Study［J］. Clin Colorectal Cancer, 2017 Jun, 16（2）：e73-e88.

［9］Cremolini C, Antoniotti C, Lonardi S, et al. Activity and Safety of Cetuximab Plus Modified FOLFOXIRI Followed by Maintenance With Cetuximab or Bevacizumab for RAS and BRAF Wild-type Metastatic Colorectal Cancer：A Randomized Phase 2 Clinical Trial［J］. JAMA Oncol, 2018 Apr 1, 4（4）：529-536.

［10］Garufi C, Torsello A, Tumolo S, et al. Cetuximab plus chronomodulated irinotecan, 5-fluorouracil, leucovorin and oxaliplatin as neoadjuvant chemotherapy in colorectal liver metastases：POCHER trial［J］. Br J Cancer, 2010 Nov 9, 103（10）：1542-1547.

［11］2019 ESMO-GI Abs.3508.

［12］Hu H, Wang K, Huang M, et al. Modified FOLFOXIRI With or Without Cetuximab as Conversion Therapy in Patients with RAS/BRAF Wild-Type Unresectable Liver Metastases Colorectal Cancer：The FOCULM Multicenter Phase II Trial［J］. Oncologist, 2021 Jan, 26（1）：e90-e98.

［13］Gruenberger T, Bridgewater J, Chau I, et al. Bevacizumab plus mFOLFOX-6 or FOLFOXIRI in patients with initially unresectable liver metastases from colorectal cancer：the OLIVIA multinational randomised phase II trial［J］. Ann Oncol, 2015 Apr, 26（4）：702-708.

［14］Cremolini C, Antoniotti C, Rossini D, et al. GONO Foundation Investigators. Upfront FOLFOXIRI plus bevacizumab and reintroduction after progression versus mFOLFOX6 plus bevacizumab followed by

FOLFIRI plus bevacizumab in the treatment of patients with metastatic colorectal cancer（TRIBE2）：a multicentre，open-label，phase 3，randomised，controlled trial. Lancet Oncol，2020 Apr，21（4）：497-507.

［15］Ychou M，Rivoire M，Thezenas S，et al. FOLFIRINOX combined to targeted therapy according RAS status for colorectal cancer patients with liver metastases initially non-resectable: a phase II randomized study-prodige 13-ACCORD 21（METHEP-2），a unicancer GI trial［J］. J Clin Oncol，2016，34 Suppl：S3512.

［16］Hurwitz HI,Tan BR,Reeves JA,et al. Phase II randomized trial of sequential or concurrent FOLFOXIRI - bevacizumab versus FOLFOX-bevacizumab for metastatic colorectal cancer（STEAM）［J］. Oncologist，2019，24（7）：921-932.

［17］Le DT，Kim TW，Van Cutsem E，et al. Phase Ⅱ Open-Label Study of Pembrolizumab in Treatment-Refractory，Microsatellite Instability-High/Mismatch Repair-Deficient Metastatic Colorectal Cancer: KEYNOTE-164［J］. J Clin Oncol，2020，38（1）：11-19.

［18］André T，Shiu KK，Kim TW，et al. KEYNOTE-177 Investigators. Pembrolizumab in Microsatellite-Instability-High Advanced Colorectal Cancer. N Engl J Med，2020 Dec 3，383（23）：2207-2218.

［19］Overman MJ，Lonardi S，Wong KYM，et al. Durable Clinical Benefit With Nivolumab Plus Ipilimumab in DNA Mismatch Repair-Deficient/Microsatellite Instability-High Metastatic Colorectal Cancer. J Clin Oncol，2018 Mar 10，36（8）：773-779.

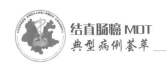

大咖谈 5 慢性伤口 MDT 团队：为加速肿瘤患者术后慢性伤口愈合 "保驾护航"

摘 要

我国目前对于慢性伤口处理仍然以创伤外科医生为主体，缺乏整体诊疗思维，这种模式对于病因较单一的伤口患者较为适合，但对于复杂的慢性难愈伤口时常常束手无策，不仅限制了慢性伤口处理方法的选择，同时也使得伤口评估及辅助治疗不够全面与深入，在一定程度上影响了患者伤口的愈合。而 MDT 诊疗模式可针对恶性肿瘤患者术后情况进行讨论与分析，以患者为中心，决定解决问题的先后顺序，达成一致意见，共同制订治疗方案，确保患者得到最有效的治疗。MDT 诊疗模式为国内慢性伤口治疗模式提供新的思路，提高疑难伤口的治疗水平和质量，为加速肿瘤患者术后慢性伤口愈合 "保驾护航"。

1 慢性伤口的定义

慢性伤口是指由于某些不利因素如感染、异物、缺血等影响伤口愈合，愈合时间超过两周的伤口称为慢性伤口。近年来，各医院肿瘤患者的手术量大大增加。而肿瘤患者在手术切除肿瘤后常因感染、营养状况差、恶病质、疼痛、免疫力低及过度的焦虑和忧郁等因素影响了切口愈合而形成慢性伤口，发生率约为 5%~10%。此类伤口由于长时间迁延不愈，组织局部血运及纤维化等因素影响，在临床治疗处理上显得极为棘手，且存在各种难以避免的风险，如清洗伤口、清创、敷料选择、预后判断等，而切口的延迟愈合会增加患者的痛苦，加重其经济负担，影响其进一步的治疗。

2 慢性伤口中的 MDT 诊疗流程

MDT 诊疗模式是近年来国际上提出的重要医学模式，目的是使传统的个体式、经验式医疗模式，转变为现代的小组协作、决策模式，由此推动全方位、专业化、规范化诊治策略与合理化资源整合配置，西方国家大多都成立了由多学科组成的伤口协会及伤口中心，利用 MDT 方式进行伤口处理，并取得了很好的效果。我国的慢性伤口处理仍然以创伤外科医生为主体，缺乏整体诊疗思维，团队由涉及慢性伤口管理的外科医师、创面修复科医师、伤口治疗师、营养师、心理咨询师及团队协调人员组成。各成员职责：①内外科及创面修复科医师：由主治医师以上担任，负责对患者进行诊断、治疗、病情评估及治疗转介评估；②伤口治疗师：负责对慢性伤口的评估、判断、制订伤口治疗计划并实施；③营养师：由获得国家公共营养师资格证的专业人员担任，负责为患者进行营养评估及制定营养套餐；④心理咨询师：由具备国家心理咨询资格证书的专业人员担任，主要负责对患者实施心理干预及咨询；⑤疼痛科医师：主要负责对患者治疗过程中的疼痛进行干预；⑥团队协调人员：由护理部主任及科室护士长担任，负责对团队中各成员进行协调及联络工作。

恶性肿瘤患者术后慢性伤口的 MDT 诊疗流程：①对患者的伤口状况及影响伤口愈合的因素进行全面的评估：包括局部因素和全身因素。局部因素包括伤口的大小、部位、潜行、窦道、瘘管、渗出量、颜色、感染情况以及周围皮肤状况等；全身因素包括年龄、营养状况、血液循环、潜在疾病、长期用药因素等进行评估。通过伤口管理护理记录表分析存在的问题，及时做出准确的判断和评估；②组织 MDT 团队进行讨论：以病历汇报形式进行集体讨论，制订患者的伤口治疗方案，医生的全身用药方案、饮食营养方案，针对患者可能存在的心理和康复问题提出相应的护理措施，使患者保持良好的心理及生理状态。鼓励患者及家属主动参与到伤口管理当中，严格落实制定的各项护理措施，使患者明白遵循相关管理措施对促进伤口愈合的重要性；③治疗慢性伤口的方案：采用慢性伤口的湿性疗法对患者进行治疗，在护理时应按五步法进行创面护理：第一步创面评估与测量，使用伤口评估流程与测量技术评估伤口的面积、深度、潜行或腔道的方向及深度、渗液量等；第二步清洗和清创，使用生理盐水反复清洗伤口 3~4 次，再根据伤口情况选择机械清创或保守性锐器清创去除腐肉和组织碎片，需要时转介外科医师进行外科清创。必要时做伤口分泌物采样，进行细菌培养，明确用药指征；第三步敷料选择，根据伤口的情况选择适宜的湿性敷料；第四步说明伤口问题和治疗方法的目的和作用；第五步健康指导和预约复诊时间。对治疗过程中存在问题的病例可及时协调团队内的相关人员进行分析讨论，查找原因，及时修订治疗计划，对需要多学科协作的病例可及时召开集中会议进行讨论分析、制定方案，MDT 团队每 7~10 天召开会议一次，组织进行个案分析、特殊病例讨论、新方法的应用研究等。

3 MDT 在慢性伤口诊疗中的应用价值及意义

MDT 采用既高度分化又高度综合的多学科协作模式来对恶性肿瘤患者术后慢性伤口进行治疗，综合考量患者的伤口情况、机体机能、心理、疼痛、营养、基础疾病等情况，并提出综合治疗方案，动态调整治疗过程中存在的问题，能有效缩短恶性肿瘤患者术后慢性伤口的愈合时间，提升患者的生活质量。同时在院内构建以多学科协作模式为主的慢性伤口治疗核心团队，从而促进恶性肿瘤慢性伤口治疗的有效性，减轻患者的时间成本及经济成本。

3.1 MDT 模式能有效加速恶性肿瘤术后慢性伤口的愈合时间

恶性肿瘤患者在术后常会因感染、恶病质、疼痛、基础疾病及过度的焦虑和忧郁等因素影响了切口愈合而形成慢性伤口。多学科协作模式综合考量患者伤口愈合中存在的各种问题，提出针对性的治疗方案，并根据患者的伤口愈合过程中存在的问题及时修订治疗计划，为伤口愈合提供了科学性的依据。本研究通过对患者在治疗过程中伤口各项指标的数据监测，发现实验组患者在原发疾病控制、营养状况调整方面明显优于对照组；伤口各项指标如伤口缩小率、换药阶段的疼痛评分、感染控制时间，伤口床准备时间及伤口持续时间比较均明显优于对照组。患者伤口愈合的有效性缓解了患者的精神压力，也能有效提升患者的机体机能，从而促进慢性伤口的有效转归。

3.2 MDT 模式能有效提升患者的生活质量

传统治疗模式常常将伤口看作一个独立的问题，缺少对患者整体的综合考虑，而存在慢性难愈伤口的恶性肿瘤患者常存在很多并发症，与慢性伤口的愈合互为因果导致患者生活质量的降低。本

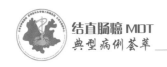

研究结果显示，多学科协作干预慢性伤口的治疗能有效提高患者生活质量。治疗方案综合考虑到患者在伤口愈合过程中可能存在的问题，如营养状况、基础疾病、机体活动状况、情绪影响、疼痛影响、家居活动、社会交往等，有针对性的给予干预及指导，降低患者在治疗过程中的机体不适感并有效应对各种机体问题，从而提高生活质量。

对恶性肿瘤术后患者慢性伤口的处理，不仅要求临床专业人员能正确评估伤口的类型，制定有效的伤口处理措施，同时还要考量影响患者伤口愈合的综合因素，多学科协作模式是一种能提高疗效、对诊治水平有保障的工作组织与方法，通过团队各个专业学科之间的协作，综合考量肿瘤慢性伤口愈合的特点并制定针对个体化的有效治疗措施，能有效提高慢性伤口愈合的速度，减轻患者治疗过程中的不适，缩短治疗时间，有效提高患者的生活质量。同时，也为慢性伤口治疗模式的开展提供新的思路。

第四章

多层次、跨时空云南省肿瘤医院结直肠癌 MDT 体系建设实践

摘 要

结直肠癌已成为全国甚至全世界最常见的消化道恶性肿瘤之一。云南省地处祖国西南边陲，社会经济及医疗条件不及其他发达地区，老百姓就医意识较差，普遍存在"小病拖，大病养"现象，对肿瘤认识更是欠缺，故多数患者就诊时，结直肠癌已发展至中晚期。近年来云南省结直肠癌发病率及死亡率呈明显上升趋势，如何克服地理困难，使区域内结直肠肿瘤患者得到快速优质的医疗服务是当前亟须解决的重要问题。云南省肿瘤医院积极探索建立"国际—国内—省内—院内"四维一体，"互联网 +MDT"新模式的多层次、跨时空 MDT 体系，通过多区域、多科室联动，线上、线下结合，住院、门诊 MDT 开放，明显缩短患者就医中间环节、节约患者诊治时间、降低患者就医费用；同时，极大地提高医师诊疗能力、增强学术科研能力、提升医院整体实力及影响力。

1 背景

2018 年全球癌症统计数据显示，结直肠癌（CRC）发病率居第三位（10.2%），死亡率居第二位（9.2%）。2018 年中国癌症统计报告显示：我国结直肠癌发病率、死亡率在全部恶性肿瘤中分别位居第 3 及第 5 位，新发病例 37.6 万，死亡病例 19.1 万。

云南省地处云贵高原，社会经济及医疗条件不及其他发达地区，民族多样化，居民生活习惯和方式具有明显地区差异，使得云南省成为了结直肠恶性肿瘤的高发区，随着工业化、城镇化程度不

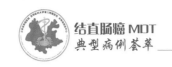

断提高，老龄化趋势加快以及疾病模式的转变，其发病率、死亡率近年来呈明显上升趋势，反映出云南省结直肠癌防治形势较为严峻。

云南省肿瘤医院始建于 1984 年，1992 年正式开诊，是云南省唯一集医疗、教学、科研、预防于一体的三级甲等肿瘤专科医院，同时也是云南省肿瘤诊疗质量控制中心及云南省癌症中心，承担着全省肿瘤防治研究、人才培养及肿瘤学术交流任务。因此，如何提高肿瘤诊疗水平，改善肿瘤患者生存及生活质量，是医院一直以来切实考虑的重要课题。多学科联合诊疗是建立在循证医学基础上的治疗模式，多项研究证实 MDT 有助于肿瘤规范化诊疗，改善患者生存，加强 MDT 组织管理是实现肿瘤规范化诊疗的有效保障，使患者获得最佳治疗效果的同时，也有效地减少了医疗资源的浪费，还可全面提升医务人员的诊治水平。医院各级领导高度重视多学科诊疗工作，成立了专项工作组，在克服了经费缺乏、人员不足等困难后，于 2013 年正式启动多学科诊疗工作。

云南省肿瘤医院结直肠外科（大肠癌临床研究中心）成立于 1992 年，经云南省卫生厅考后批准挂牌成立云南省大肠癌临床研究中心，成为云南省唯一一所集临床、科研、教学、预防为一体的结直肠癌单病种临床研究中心，为昆明医科大学第三附属医院（云南省肿瘤医院）重点科室、昆明医科大学临床肿瘤学院重点学科、腹部肿瘤学硕士学位授予点、国家卫生健康委员会结肠癌临床路径授权指定机构、全国结直肠癌早诊早治项目及全国结直肠癌随访登记机构、云南省抗癌协会大肠癌专业委员会、云南省医师协会结直肠肿瘤专业委员会、云南省医学会肿瘤学分会结直肠外科学组所在机构、云南省肿瘤医院重点专科、优质护理病房、造口治疗师培训机构。在医院各级领导高度重视和支持多学科诊疗工作的背景下，成立了专项工作组，在克服了经费缺乏、人员不足等困难后，于 2013 年正式启动结直肠肿瘤多学科诊疗工作，后相继成立了云南省肿瘤医院大肠癌多学科协作组、云南省外科学分会胃肠肿瘤 MDT 学组。

2 具体实施

2.1 医院领导高度重视，建立完善的组织体系

2013 年，医院成立以业务副院长为组长，医务部为管理部门，内科、外科、放射治疗科、微创介入科、医学影像科、病理科等相关科室专家组成专家组的多学科诊疗协助小组，印发《云南省肿瘤医院 昆明医科大学第三附属医院关于印发肿瘤多学科诊疗质量管理办法的通知》（云肿院发〔2013〕119 号），研究制定多学科会诊申请单；2014 年成立多学科会诊中心，由门诊部负责管理；2019 年修订并印发《云南省肿瘤医院 昆明医科大学第三附属医院肿瘤多学科会诊等 5 个制度及流程》（云肿院发〔2019〕134 号），并制定下发发肿瘤多学科诊疗质量控制指标，将多学科会诊单由原先的纸质审批改为 OA 工作流，加快了审批流程的同时实现申请单电子化统计。医院不断完善组织体系，明确工作职责，优化工作流程，规范管理程序，从病人准入、流程设计、院内质量与安全管理等方面规范 MDT 团队的管理。

2.2 医院积极探索建立"国际—国内—省内—院内"四维一体的 MDT 体系

国际层面上，医院与美国、加拿大、法国、德国、新加坡、英国等国家的知名院校及癌症中心建立了良好合作关系，定期开展国际性 MDT 活动，为患者寻求国际权威诊疗方案；国内层面上，与

中国医学科学院肿瘤医院、天津市肿瘤医院、上海复旦肿瘤医院、中山大学肿瘤防治中心、上海九院、华西医院等国内知名医院建立合作关系，定期开展 MDT 活动，实现优质诊疗资源的共享；省内层面上，医院积极与各州市多家医疗机构建立肿瘤专科联盟，与医院肿瘤诊治相关科室共同开展多学科诊疗，确保优质资源的下沉；院内层面上，医院共成立了肝癌多学科诊疗团队、淋巴瘤多学科诊疗团队、头颈肿瘤多学科诊疗团队、肺癌多学科诊疗团队、结直肠癌多学科诊疗团队、恶性黑色素瘤多学科诊疗团队、胃癌多学科诊疗团队、宫颈癌多学科诊疗团队、卵巢癌多学科诊疗团队、神经内分泌肿瘤多学科诊疗团队、乳腺病学多学科诊疗团队、骨肉瘤多学科诊疗团队、恶性神经胶质瘤多学科诊疗团队、前列腺癌多学科诊疗团队、晚期肺癌多学科诊疗团队、肿瘤支持与康复治疗协作组等 16 个 MDT 团队，通过多学科协作，共同解决临床难题。

2013 年，由内外科、中西医结合科、放射治疗科、影像科、病理科等多个专业科室主任及专业秘书参加的云南省肿瘤医院结直肠癌 MDT 正式成立。经过不断完善改进，2017 年 2 月起按照每两周一次的频次，在固定时间、地点召开住院 MDT 诊疗，正式标准化实施结直肠癌 MDT 诊疗。2020 年 6 月，医院开设 MDT 诊疗门诊，MDT 诊疗工作覆盖面正式从住院患者扩展到门诊患者，使更多肿瘤患者获益。

2.3 探索"互联网 +MDT"新模式

2018 年 10 月 22 日，云南省肿瘤医院互联网医院正式成立，是云南省唯一一家以实体医院为基础的互联网医院，标志着云南省肿瘤防治工作自此步入互联网时代。2020 年受突如其来的疫情影响，常规的 MDT 巡讲不能现场进行，医院及时借助互联网成功举办多次线上 MDT 诊疗活动及诊活动，省内共计 19 家地州医院参与活动。

2.4 探索"省级质控中心 +MDT"模式

依托云南省肿瘤诊疗质量控制中心，开展全省肿瘤诊疗质控，力促肿瘤诊疗同质化、规范化。近年来，医院成功举办了三届肿瘤诊疗质量控制培训班，培训了全省各级医疗机构 500 余名医院领导和质量管理骨干。结直肠外科连续举办了多届国家级、省级继续教育项目，结直肠肿瘤规范化、MDT 诊治培训班。

3 实施效果

经过积极探索，结直肠癌 MDT 团队进行多学科诊疗成效显著。2017 年组织完成结直肠肿瘤 MDT 248 人次（住院患者），2018 年组织完成结直肠肿瘤 MDT 263 人次（住院患者），2019 年组织完成结直肠肿瘤 MDT 295 人次（住院患者），2020 年组织完成多学科会诊 250 人次（住院患者）。专业覆盖全院大部分临床医技科室，先后参与国家 MDT 标准规范制定及项目推广工程，并在公众号上及 MDT 杂志发布结直肠肿瘤 MDT 案例，编写多部结直肠肿瘤专著、教材，填补国内肿瘤学本科系列教材空白。结直肠外科专家参编多部结直肠癌 MDT 专家共识（《直肠癌多学科综合治疗协作组诊疗模式专家共识》《中国结直肠癌肝转移 MDT 临床实践共识》等）。截至目前，团队共计在云南省内各地州进行了数十余次结直肠癌 MDT 系列巡讲活动及线上诊疗活动。

2015 年医院成功获批全国"结直肠癌多学科综合治疗核心示范医院"。2017 年医院大肠癌研究

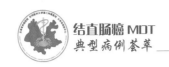
中心团队的"云南省结直肠肿瘤防治 康复新技术体系的建设及推广应用"项目获得了云南省科学进步奖"一等奖"。2018 年医院"结直肠肿瘤精准医学新技术研发和转化应用省创新团队"获批云南省科技厅"云南省创新团队"。2018 年 11 月医院入选第一批（消化道肿瘤）多学科诊疗试点医院名单。2019 年 5 月，在中山大学附属肿瘤医院万德森教授、潘志忠教授的牵头下成立了中华结直肠癌 MDT 联盟，医院结直肠外科荣获"中华结直肠癌 MDT 联盟主席单位"，结直肠外科主任李云峰教授担任"首届联盟执行主席"、张旋医师担任"云南分盟秘书长"。2019 年 9 月，医院牵头成立了"中华结直肠癌 MDT 联盟云南分盟"。2021 年 1 月医院喜获国家卫生健康委员会办公厅通报表扬的"推广多学科诊疗模式先进典型医院"。2021 年 3 月医院获批国家卫生健康委员会医药卫生科技发展研发中心颁发的"《健康中国 2030》之 2021 年肿瘤规范化诊疗适宜技术推广基层培训基地"。2021 年 6 月医院被中国医师协会授予"《健康中国 2030》行动计划——消化系统肿瘤多学科诊疗（MDT）中心"。

自 2017 年 2 月，大肠癌临床研究中心结直肠癌 MDT 标准化实施启动以来，团队每月第 2 周、第 4 周星期一下午准时开展 MDT 讨论；通过对中低位直肠癌、结直肠癌伴远处转移（M）、肠癌术后复发（r）以及疑难复杂病例进行 MDT，至今已为千余例上述结直肠癌患者提供了规范化、个体化的综合诊疗建议和全程管理，并使多数患者生存时间明显延长、生活质量大大改善。

医院自 2013 年开展多学科诊疗工作至今，通过不断完善改进，真正做到了多学科协作综合治疗制度化、常态化，为医院医疗安全提供有力保障，全院临床疗效显著提升、患者缩短诊疗到诊疗的时间，满意度不断提升。

4 亮点和经验

4.1 体系建设顶层设计至关重要

医院要严格按照各项规章制度制订符合医院实际的管理办法、流程制度，进一步督促各结直肠癌 MDT 团队定期开展多学科诊疗，明确职责，提供针对疑难危重症的诊疗服务。积极、完善的多学科会诊制度有助于给予患者正规、系统、有效和经济的治疗方案，改善了肿瘤患者的预后，延长患者生存时间以及提高患者生活质量。

4.2 多学科诊疗模式是守护医疗质量的有效措施

通过多学科诊疗，可以根据病情针对不同患者设计制订最佳的个体化诊疗方案和高质量的医疗服务，增加了治疗方案的可选择性，提升医院疑难危重患者诊治整体水平，同时避免了不停转诊、重复检查给患者及家庭带来的负担，从而提高了患者的满意度。

4.3 "互联网 +MDT"是解决边远贫困人口看病难的金钥匙

依托信息化平台，实现 MDT 团队的线上交互，真正做到"信息多跑路，病人少跑路"，让边疆、基层患者享受"互联网 +MDT"带来的优质高效地就诊体验。以互联网医院建设为契机，以 MDT 诊疗为抓手，助力农村贫困人口大病专项救治工程。

4.4 "质控中心 + 肿瘤联盟 +MDT" 是推广多学科诊疗模式的新法宝

通过多区域、多层级联动，方便患者跨学科就医、节约患者诊治时间、降低患者就医费用，同时，提高医师诊疗能力、增强学术科研能力、提升医院整体实力。

4.5 结直肠癌 MDT 诊疗适合范围及关键点

（1）较为复杂的结直肠癌患者，弥补各专科医生的专业知识结构和技能的不足，应涵盖整个疾病的评估、各阶段的治疗以及各种治疗之间的衔接，使每个需要的患者在肿瘤治疗开始前就能获得全面周到的医疗照护的优势和价值。

（2）关键点：评估和治疗应该是预先计划和规划的，而不是由专科医师在感到有需求以后再发起的。

4.6 开展 MDT 诊疗，使医院、科室、医师、患者共同获益

开展 MDT 诊疗活动，对于患者：缩短诊断到治疗的时间，无须奔波于各个临床医技科室、反复就诊检查，用最短时间获得个体化的最佳诊治方案；对于医师：促进不同学科间交流学习，不断提升诊治水平，有利于临床研究和基础研究的开展；对于科室：有助于科室年轻医生的培养，不断完善科室团队阶梯，有利于科室整体临床业务水平的提升；对于医院：有利于医院整体医疗质量、医疗安全和科研水平提升医院，巩固医院知名度及区域影响力。

5 下一步工作思路

（1）积极争取财政经费支持，开展多学科诊疗患者多为疑难危重患者，需多学科专家医师共同参与诊疗，但目前云南省多学科诊疗收费标准较低，多数医师参加 MDT 讨论为义务劳动，一定程度上制约了 MDT 的可持续发展；医院将积极梳理工作经验及存在问题，积极争取财政经费支持多学科诊疗日常巡讲及推广活动，进一步做好全省范围内肿瘤多学科诊疗相关工作。

（2）进一步加大信息技术支持，依托 5G 技术等高新科技技术，将多学科诊疗工作往前移，使区域外患者不出远门即可享受优质高效的诊疗服务。

（3）联合专科联盟医院，开展多单位、多专业多学科会诊，将多学科会诊工作下沉，同时进一步落实分级诊疗工作。

（4）建议国家或医院从顶层设计建立肿瘤 MDT 数据库，建立 MDT 流程标准化体系，同时需要配对专职的数据库人员，进行定期的随访工作，并且配备完善的信息化网络系统。

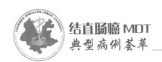
缩略词表（按字母排序）

英文缩写	英文全称	中文全称
ADC	Apparent diffusion coefficient	表观扩散系数值
ADL	Activities of daily living	日常生活能力
AE	Adverse effect	不良反应
APR	Abdominoperineal resection	腹会阴联合切除术
ASCO	American Society of Clinical Oncology	美国临床肿瘤学会
BMI	Body mass index	体重指数
BSA	Body surface area	体表面积
cCR	Clinical complete response	临床完全缓解
CEA	Carcino-embryonic Antigen	癌胚抗原
CT	Computed Tomography	电子计算机断层扫描
CIMP	CpG Island methylator phenotype	CpG 岛甲基化表型
CPR	Complete pathological response	病理完全缓解
CRC	Colorectal Cancer	结直肠癌
CRLM	Colorectal cancer liver metastases	结直肠癌肝转移
CSCO	Chinese Society of Clinical Oncology	中国临床肿瘤学会
CR	Complete response	完全缓解
CRR	Complete radiological response	影像学消失
CRS	Clinical Risk Score	临床风险评分
CRT	Chemoradiotherapy	同期放化疗
CNCT	Consolidate neoadjuvant chemotherapy group	新辅助巩固化疗组
ctDNA	Circulating tumor DNA	循环肿瘤 DNA
DCE-MRI	Dynamic contrast-enhanced MRI	磁共振动态增强
DFS	Disease-free survival	无病生存期
DKI	Diffusion kurtosis imaging	扩散峰度成像
DLMs	Disappearing liver metastases	肝转移灶消失
DDC	Duration of disease control	疾病控制时间
dMMR	Deficient mismatch repair	错配修复功能缺陷
DSA	Digital subtraction angiography	数字减影血管造影
DrTF	Disease-related Treatment Failure	相关治疗失败率
DWI	Diffusion Weighted Imaging	扩散加权成像
ECOG	Eastern Cooperative Oncology Group	美国东部肿瘤协作组
ESMO	European Society for Medical Oncology	欧洲肿瘤内科学会

续表

英文缩写	英文全称	中文全称
EGFR	Epidermal growth factor receptor	表皮生长因子受体
EMVI	Extramural vascular invasion	壁外血管侵犯
ERUS	Endoscopic ultrasonography	超声内镜
FAP	Familial adenomatous polyposis	家族性腺瘤性息肉病
IHC	Immunohistochemistry	免疫组化
INCT	Induced neoadjuvant chemotherapy group	新辅助诱导化疗组
ICIs	Immune-checkpoint inhibitors	肿瘤免疫检查点抑制剂
IMRT	Intensity-modulated Radiation Therapy	调强放疗
IPN	Indeterminate pulmonary nodules	无法明确性质的肺结节
IVIM-DWI	Intravoxel incoherent motion –diffusion-weighted imaging	体素内不相干扩散加权成像
LARC	Locally advanced rectal cancer	局部进展期直肠癌
LACRC	Locally advanced colorectal cancer	局部进展期结直肠癌
LLD	Liver-limited disease	单纯肝转移
MDT	Multi-Disciplinary Team	多学科诊疗模式
mCRC	Metastatic colorectal cancer	转移性结直肠癌
MFS	Metastasis-free survival	无远处转移生存期
mOS	Median overall survival	中位生存期
mPFS	Median progression free survival	中位无进展生存期
MRD	Minimal residual disease	微小残留病灶
MRF	Mesorectal fascia	直肠系膜筋膜
MRI	Magnetic resonance imaging	核磁共振成像
mrTRG	MRI tumor regression grade	磁共振肿瘤退缩程度分级
MSI	Microsatellite instability	微卫星不稳定
MSI-H	Microsatellite instability-high	高度微卫星不稳定
MSI-L	Microsatellite instability-low	低度微卫星不稳定
MSS	Microsatellite stability	微卫星稳定
MMR	Mismatch repair	错配修复
MSKCC	Memorial Sloan-Kettering Cancer Center	纪念斯隆–凯特琳癌症中心
NCRT	Neoadjuvant chemoradiotherapy	新辅助放化疗
NCT	Neoadjuvant chemotherapy	新辅助化疗
NIT	Neoadjuvant immunotherapy	新辅助免疫治疗
NED	No Evidence of Disease	无瘤状态

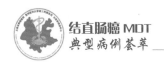

续表

英文缩写	英文全称	中文全称
NRS	Nutritional risk score	营养风险评分
NCCN	National Comprehensive Cancer Network	美国国立综合癌症网络
ORR	Objective response rate	客观缓解率
OS	Overall survival	总生存期
pCR	Pathological complete response	病理完全缓解
PD	Progressive disease	疾病进展
PFS	Progression free survival	无进展生存期
PR	Partial response	部分缓解
PS	Physical status	体力状态
pMMR	Proficient mismatch repair	错配修复功能完整
RFA	Radiofrequency ablation	射频消融
RPLN	Retroperitoneal lymph node	腹膜后淋巴结
SBRT	Stereotactic body radiation therapy	立体定向放疗
SCRT	Short course radiotherapy	短程放疗
SD	Stable disease	疾病稳定
SUV	Standardized Uptake Value	标准摄取值
TBS	Tumor biology score	肿瘤生物学评分
TMB	Tumor mutation burden	肿瘤高突变负荷
TME	Total mesorectal excision	全直肠系膜切除术
TNT	Total neoadjuvant therapy	全程新辅助治疗
TRG	Tumor regression grading	肿瘤退缩分级
TAE	Transarterial embolization	动脉栓塞
W&W	Watch & wait	等待观察
WES	Whole exome sequencing	全外显子测序